DE LA CONTAGION

ET DE LA

TRANSMISSIBILITÉ DE LA TUBERCULOSE

DE LA CONTAGION

Et de la Transmissibilité

DE LA

TUBERCULOSE

PAR

Le Docteur NIÈPCE

EX-INSPECTEUR DES EAUX D'ALLEVARD

Chevalier de la Légion d'honneur

Lauréat de l'Institut (Académie des sciences)
et de l'Ecole de médecine (médaille d'or)

2e ÉDITION

GRENOBLE

IMPRIMERIE BREYNAT ET Cie

8, rue Hector-Berlioz, 8

1886

INTRODUCTION

Avant de publier nos recherches sur la contagiosité et la transmissibilité de la tuberculose, il nous paraît important d'examiner où en est à ce moment la question Microbiologique, qui prend de jour en jour une importance de plus en plus grande.

Cette nouvelle théorie trouve bien des esprits opposants qui soutiennent qu'elle n'a rien changé à l'état des choses en médecine. De la part de quelques-uns, la passion s'en est mêlé, et profitant de l'insuffisance des découvertes, ils contestent leur valeur. N'a-t-on pas refusé pendant longtemps à M. Pasteur la valeur de ses magnifiques découvertes. Ainsi lorsque Davaine déclara que la cause du charbon était due à uu microbe et qu'il considérait cette bactéridie charbonneuse comme l'agent infectieux, que d'objections furent soulevées ? On disait alors que c'était une simple vue de l'esprit en contradiction complète avec tout ce qui avait été observé jusqu'alors. M. Pasteur parvient à isoler la bactéridie charbonneuse, il la cultive dans des cultures pures, l'inocule à des animaux, reproduit la maladie et démontre ainsi avec la rigueur scientifique la plus absolue que c'est elle qui constitue rééllement l'agent virulent, Son expérience si ingénieuse, si positive du filtre à plâtre qui laisse traverser un liquide inoffensif et qui retient à la surface la bactérie pathogène, n'a plus laissé prise à la moindre objection.

Peu de temps après, ce savant parvient encore à faire la grande découverte de l'atténuation des virus et en présence des membres de la société d'agriculture de France, il fait son expérience à jamais célèbre de Pouilly-le-Port, dans le département de Seine-et-Marne, avec des virus artificiels qu'il avait préparés ; il donne sûrement la mort à tous les animaux qu'il inocule, excepté à ceux auxquels il a conféré l'immunité par une inoculation préalable de virus vaccin atténué et provenant de ces cultures successives.

Qu'ont pu répondre à ces expériences faites au grand jour les adversaires des théories microbiennes ? Ils se sont tus, puis ils se sont rejetés sur d'autres affections parasitaires, encore à l'étnde, et qui n'avaient pas encore été étudiées complètement ; mais les nouvelles découvertes ont encore mis à néant toutes leurs objections.

Ce fut alors que Villemain fit connaitre sa grande découverte de l'inoculabilité de la tuberculose. Il est certain que ses expériences, qui avaient une grande valeur scientifique, n'ont pas eu tout le retentissement qu'elles méritaient, on les considérait comme de simples faits curieux sans valeur pratique ; c'est qu'elles étaient incomplètes et offraient trop de prise aux objections. Par ses inoculations de matières tuberculeuses, il rendait bien les animaux tuberculeux, mais l'inoculation de certaines matières étrangères produisait en apparence les mêmes effets de tuberculisations. Devait-on en conclure, comme on le voulait, que ces expériences étaient sans valeur et que la tuberculose était inoculable ? Il fallait attendre de nouvelles études, de nouvelles découvertes. C'est ce que fit M. Martin qui démontra que l'inoculation se perpétuait par des inoculations successives, tandis que les inoculations de produits septiques perdaient leur virulence après deux ou trois inoculations successives.

Une fois l'inoculabililé de la tuberculose reconnue, il était nécessaire de découvrir et d'isoler son microorganisme infectieux. C'est à Koch que revient ce mérite ; c'est lui qui a découvert, isolé le bacille de la tuberculose et démontré que ce microbe se différenciait de tous les autres, sauf de celui de la lèpre, du lupus et de la scrofulose, par sa coloration au moyen de certains réactifs colorants.

C'est là, certes, une découverte capitale qui aurait dû être applaudie par tous les praticiens, car la recherche au jourd'hui très simple et très pratique de ce bacille est un précieux moyen de diagnostic. De tous les côtés, les sociétés de médecine ont prouvé que, là où l'ausculation laissait encore subsister des doutes, la recherche du microbe caractéristique les faisait disparaître. Et pourtant les adversaires ne furent pas convaincus. En voici la raison, le bacille de la lèpre, du lupus, de la scrofule n'a pu être encore différencié du bacille tuberculeux et cependant ces maladies ne sont pas identiques, bien que les parasites aient le même aspect. Cela enlève-t-il quoi que ce soit à la grande découverte du microbe de la tuberculose. Il est certain que la science trouvera bientôt des différences appréciables entre ces microbes. En effet, plus on avance dans les études de bactériologie, plus on voit qu'elles sont complexes, difficiles, mais plus aussi les procédés se multiplient et se perfectionnent pour trouver des caractères différents, là où semblait exister auparavant l'analogie la plus complète. On a eu tort de dire que la tuberculose et la scrofule étaient des maladies identiques.

Tout ce qui précède semble nous démontrer que, tout d'abord en raison même de l'insuffisance de nos connaissances en bactériologie, il semble y avoir désaccord entre les faits d'observation clinique et la manière d'être des microorganismes. Mais à mesure que les découvertes se multiplient, deviennent plus précises, l'accord s'établit et ce qui était alors à l'état d'énigme devient au contraire simple et compréhensible. Les adversaires des théories parasitaires nous disent : mais à quoi servent vos nouvelles théories ? En quoi diffèrent-elles des anciennes ? Ce sont les mots qui ont changé. Ce que vous appelez germes aériens, on l'appelait miasme, constitution épidémique, mais les faits d'observation étaient les mêmes et vous n'y avez rien ajouté.

L'énumération que nous venons de faire des résultats déjà acquis en bactériologie, prouve, au contraire, combien nos connaissances actuelles sont supérieures à toutes les données hypothétiques. Il y a quelque temps on pressentait que les choses devaient se passer de telle façon dans les maladies virulentes et contagieuses ; mais la démonstration n'était pas faite. On supposait l'existence d'un agent morbifique, mais on ne le voyait pas, on ne l'isolait pas, on ne pouvait pas le recueillir. Enfin, et c'est là le point capital, l'expérimentation était impossible, il fallait se contenter d'observer les phénomènes pathologiques, on ne pouvait pas les provoquer à volonté pour les étudier à l'aise et saisir toutes les conditons nécessaires à leur évolution.

La médecine ne sera plus désormais une science d'observation pure. Elle empruntera ses procédés aux sciences exactes. Dans les maladies virulentes et contagieuses il ne faudra plus se contenter de parler de spontanéité, de constitution médicale, d'influence épidémique, il faudra montrer l'agent infectieux, l'isoler, le cultiver, l'inoculer, prouver expérimentalement ses propriétés pathogènes. C'est ainsi qu'on parviendra à connaître les conditions nécessaires à sa production et qu'on pourra espérer le détruire, ou tout au moins l'empêcher de pénétrer dans l'organisme.

DE LA CONTAGION

ET DE LA

Transmissibilité de la Tuberculose

(PHTISIE PULMONAIRE)

La phtisie pulmonaire, par ces progrès incessants, menace de destruction les forces vives des peuples ; aucune individualité n'est assurée de pouvoir échapper à son atteinte ; aussi les chiffres signalés par M. Landouzy, dans la chaire de la faculté de médecine, sont la preuve évidente du danger. Pendant l'année 1884, la statistique de la ville de Paris, de M. Bertillon, annonce qu'à Paris, 15,216 individus sont morts phtisiques.

Ce fléau, bien plus sérieux que le choléra qui, pourtant, est pour les populations un sujet de panique et de terreur, appelle évidemment la sérieuse attention des médecins. Si depuis la première apparition du choléra à Paris jusqu'à ce jour, c'est-à-dire pendant cinquante années, 58,060 personnes ont succombé, lors des diverses épidémies qui se sont succédées, la phtisie pulmonaire a fait en cinq années, à Paris, 66,206 victimes, soit plus de 700,000 victimes en 50 années, chiffre bien supérieur indiquant nettement les ravages exercés par cette maladie à laquelle on ne fait pour ainsi dire pas attention. N'est-il pas évident qu'on doit moins se préoccuper du choléra, bien qu'il jette l'épouvante parmi les populations (on peut en prévenir les progrès par des précautions hygiéniques et des moyens préservatifs que la science indique), que de la tuberculose qui, sans bruit, nous menace chaque jour. Si la science médicale n'a pu signaler encore la cause du choléra, elle a trouvé celle de la tuberculose, découverte si importante et qui nous démontre que ce n'est plus seulement cette terrible hérédité admise par les médecins depuis longtemps ; cette hérédité, qui, n'exerçant le plus souvent son action destructive qu'après l'âge où l'espèce humaine peut se reproduire, multiplie ainsi à l'infini ses causes de propagation.

La récente découverte de Koch, admise aujourd'hui par la science, a démontré que l'inoculation par les milieux ambiants était la principale cause de cette terrible maladie. Jusque-là, on disait que la phtisie dépendait soit de causes externes, soit de causes internes. Mais ces causes, telles que la misère, le séjour habituel dans un air vicié, confiné, le non renouvellement de l'air respirable, la privation de la lumière, le défaut d'une alimentation suffisante, peuvent provoquer l'affaiblissement des forces organiques, résultat de maladies chroniques, longues, de l'appareil immédiat de la nutrition. On admettait des causes externes, générales ou locales ; générales quand elles agissent sur le tissu nourricier de l'économie entière ; locales quand elles épuisent et pervertissent, par leur action presque incessante, la vie végétative de l'appareil respiratoire ; bronchites fréquentes, respiration de poussières, les unes et les autres sont autant de causes prédisposantes. Toutes les deux en appauvrissant l'organisme, préparent le terrain et facilitent ainsi le développement de la phtisie.

Les causes internes capables d'appauvrir l'organisme sont multiples : ainsi, l'arthritisme, l'herpétisme, la scrofule, la syphilis, qui constituent des maladies constitutionnelles, peuvent être considérées comme très favorables au développement du bacille et par conséquent de la tuberculose. La scrofule a joué un rôle très important dans l'étiologie de la tuberculose, et plusieurs pathologistes ont confondu ces deux maladies et n'ont vu dans la phtisie, à l'exemple de Grâve, que la scrofule des poumons. Depuis les travaux du docteur Koch, la scrofule doit être considérée comme cause déterminante. Il en est de même de la syphilis ; toutefois, le virus vénérien, agent essentiellement catalyseur, modifiant profondément l'organisme en l'appauvrissant, le prédispose au développement des bacilles et par conséquent, prépare le terrain à la tuberculose.

Dans l'état actuel de la science, la tuberculose peut être considérée comme un empoisonnement de l'organisme par le microbe bacillaire et nous espérons pouvoir démontrer par nos recherches sur le sperme et sur le mucus utérin, dans lesquels nous avons constaté la présence des bacilles que la prétendue cause de l'hérédité était ainsi due à la présence des microbes dans les principes fondamentaux de la fécondation. Ces faits, que nous avons constatés chez trois tuberleux, l'ont été aussi à Turin par le professeur Bozzolo.

Les récentes découvertes de la science ont établi comme un dogme l'inoculation par les milieux ambiants. L'observation nous montre que ni la pureté des antécédents héréditaires, ni la constitution robuste, ni même parfois l'intégrité apparente des muqueuses bronchiques ne sont que garantie suffisante contre l'envahissement du fléau. Nous sommes sans cesse entourés du germe du mal et l'infection ne dépend plus que d'une question de terrain favorable au développement de la maladie.

Il est complètement admis que le bacille est la cause primordiale et unique de la phtisie, puisque toutes les inoculations du microbe produisent cette maladie chez les animaux, ce qui démontre réellement qu'elle est contagieuse. Il importe donc de définir d'abord les termes mêmes que l'on emploie, et dire ce que l'on entend par contagiosité de la phtisie pulmonaire.

D'après Trousseau, la contagion consisterait en « la transmission d'une affection morbide de l'individu malade à un ou plusieurs individus par l'intermédiaire d'un principe matériel étant le produit d'une élaboration morbide spécifique : lequel principe communique à l'homme sans déterminer chez lui les mêmes phénomènes, les mêmes expressions symptômatiques que les phénomènes, les expressions symptômatiques observées chez l'homme d'où il est parti. » La définition de Trousseau exige la production, l'élaboration par le corps du principe qui transmet la maladie ; or les recherches actuelles de la science démontrent que le rôle de l'organisme est plus simple et qu'il ne sert que de terrain favorable à leur développement, à leur multiplication. Il nous paraît plus convenable d'adopter la définition de Nacquart adoptée par Bouillaud et par M. Gallard. La contagion est l'acte par lequel une maladie déterminée se communique d'un individu qui en est affecté à un individu qui est sain, au moyen d'un contact soit immédiat, soit médiat, M. le professeur Berneim voulant rendre plus claire cette définition, a proposé la suivante : La contagion est l'acte par lequel une maladie déterminée se communique d'un individu qui en est affecté à un autre individu par contact médiat ou immédiat au moyen d'un principe matériel qui émane du corps du premier, quelle que soit son origine primitive et qui se multiplie sur le sujet auquel il est transmis.

La contagiosité, la transmissibilité, est donc la propriété que possède une maladie de se transmettre éventuellement d'un individu malade à un individu sain. Un grand nombre d'auteurs anciens croyaient à la contagion de la phtisie ; Hippocrate en était partisan ; Gallien affirmait que la phtisie se communiquait d'un individu à un autre ; Aristote dit « qu'elle rend l'haleine fétide et offensive » Morton (*Opera medica Lugduni* 1697) dit dans sa phtisiologie : « Hic enim affectus (uti frequentia experimentia observavi) lecti socios miasmate quodam sicuti febris maligna, inquinat. » Il insiste sur ce fait que la phtisie acquise par contagion est plus difficile à guérir, plus aiguë et plus mortelle. Morgani, Valsava, croyaient à la contagion. Frank, Van Swieten, Zimmermann, admettaient la contagiosité. Portal, Anglada, déclaraient que dans le midi on brûlait tout ce qui avait appartenu à des phtisiques. Il en était de même en 1775 à Nancy. Trousseau était partisan de la contagion.

M. le docteur Chevalier nous assure qu'ayant souvent appelé Trousseau en consultation, ce professeur lui disait : « Je ne puis m'expliquer comment se produit la phtisie, mais bien des faits que j'ai constatés dans des familles de phtisiques, chez lesquelles se manifestait la maladie, me font penser à un virus contagieux qui n'est pas connu et que l'on découvrira plus tard. » D'ailleurs Trousseau, en analysant en 1845 dans le *Journal de médecine* un mémoire dn docteur Bernardeau qui admettait la contagion de la tuberculose, s'exprimait ainsi : « Il faut savoir gré à M. Bernardeau d'avoir rappelé une opinion peut-être légèrement proscrite et j'émet le vœu que la communicabilité de la phtisie pulmonaire puisse redevenir au moins une question. »

D'après un mémoire du docteur Budd (de Clifton) au moment de la découverte des îles de la mer du Sud, la tuberculose y était inconnue. Le docteur Rusch (de Philadelphie) affirme que lors de la découverte de l'Amérique, cette maladie n'existait pas parmi les habitants. En 1875, le docteur James Rawlins appelle l'attention des savants sur les progrès effrayants de la tuberculose chez les nègres esclaves. Le mélange des races constitua une cause prédisposante, car les nègres qui ne se croisaient pas jouissaient d'une immunité complète.

Le professeur Fonssagrives, Michel Levy, étaient partisans de la transmissibilité par la contagion.

Andral, dans ses notes ajoutées au traité de Lacmec, dit : « On a exagéré la facilité de la contagion de la phtisie, mais est-il sage de la nier absolument dans tous les cas? »(1)

En Italie, à Rome, on a créé un hôpital spécial pour les tuberculeux, et à Naples on brûle les effets après la mort des phtisiques.

En Patagonie, dans les terres voisines du détroit de Ma-

---

(1) Lacmec, tome 2, page 79.

gellau, la phtisie était inconnue avant l'arrivée des missionnaires. Depuis lors, cette maladie s'est propagée parmi toutes
les peuplades Fuégiennes. Il en est de même dans l'intérieur
de l'Afrique, chez les nègres des régions équatoriales qui
étaient restés indemnes et qui n'ont été envahis par la tuberculose qu'après l'arrivée des missionnaires et des Européens.

En 1875, Cornil et Hérard, après leurs belles recherches,
admirent sa contagiosité ; MM. Guéneau de Mussy, Gubler,
Hardy, la déclarèrent certaine. En 1883, Class, Bouditch, à
la suite de nombreuses observations, se déclarèrent partisans
de la contagiosité.

Les savantes discussions qui eurent lieu à l'Académie de
médecine après la publication des remarquables travaux
de Villemain sur la phtisie expérimentale, se terminèrent par
la conclusion contre la spécificité de l'expérimentation, parce
que, dit M. le professeur Sée dans son remarquable ouvrage
sur la phtisie bacillaire (page 106), « on ne trouvait pas la
contagion démontrée par l'observation clinique ; il y a là,
en effet, une divergence facile à comprendre, la phtisie arti-
ficielle est au bout de l'aiguille à inoculation ; la phtisie dite
spontanée est dans l'atmosphère où les germes virulents sont
difficiles à saisir, plus difficiles à manier. »

Après la découverte de Koch, tous les médecins émerveillés
se livrèrent à de nombreuses recherches qui leur amenèrent
la conviction sur la nature infectieuse et parasitaire de la
tuberculose, et admirent sa nature contagieuse. A Paris,
M. Desbove, dans ses belles leçons cliniques, s'appuyant
sur ses nombreuses recherches, attribue à la phtisie une
seule origine, la contagion. M. le professeur Grancher,
dont les expériences d'inoculation et de tentatives de culture
du microbe furent l'objet d'une étude très sérieuse, admit
également la contagion.

La transmission peut se faire d'un individu à un individu,
de diverses manières : 1° contagion par les voies respiratoires ; c'est la contagion infectieuse, d'après M. Germain
Sée ; 2° elle peut provenir de l'alimentation par des viandes
provenant d'animaux infectés ; nous en citerons deux ob-

servations très remarquables dont nous avons suivi la marche; 3° on admet la possibilité de la transmission du principe tuberculeux par les sécrétions morbides des organes génitaux renfermant des bacilles ; mais, comme nous l'avons dit plus haut, les faits observés sont encore en trop petit nombre.

Comment s'établit la contagion respiratoire? La manière admise généralement, parce qu'elle est la plus fréquente, est la contagion matrimoniale qui s'opère par le contact réciproque des lèvres ; puis vient celle qui se manifeste par la cohabitation permanente dans la même pièce, par les soins assidus et dévoués des personnes qui, pendant toute la durée d'une maladie, souvent très longue, sont restées constamment en contact avec le malade, respirant ses émanations. Le séjour permanent dans une atmosphère de tuberculeux, comme celui des salles d'hôpitaux où l'on compte en moyenne de 25 à 30 pour cent de phtisiques, la fréquentation continuelle de tuberculeux, la vie en commun dans les agglomérations, couvents, casernes, prisons, sont considérés comme de véritables foyers infectieux.

Le docteur Budd a signalé dans un mémoire « la façon dont la phtisie prédomine dans les couvents, les harems, réunissant les conditions sociales les plus favorables à la propagation des maladies. Zymodi, Ramazzini avaient signalé ce fait que j'ai vérifié moi-même, étant chargé de la santé d'un couvent dont toutes les religieuses appartiennent à de riches familles et ayant passé leur enfance et la plus grande partie de leur jeunesse dans les meilleures conditions hygiéniques, et j'ai pu pendant 26 années vérifier la justesse des remarques faites par Budd et Ramazzini, médecin italien. 80 religieuses sur 100 sont phtisiques. Les congestions sont fréquentes, la menstruation irrégulière, la tuberculose se développe lentement, dure des années jusqu'au moment où, prenant une marche rapide, elle enlève la malade. J'ai vu des infirmières d'une constitution vigoureuse devenues tuberculeuses après avoir soigné des religieuses phtisiques. On verra plus loin, dans les observations que nous avons recueillies, des faits de contagion indiscutables.

Depuis la découverte de Koch, la transmissibilité de la tuberculose par les malades a donné lieu à de nombreuses recherches dans tous les pays.

En Amérique, plusieurs médecins se sont adressés à leurs confrères dans le but d'obtenir le plus grand nombre de faits pouvant permettre d'avoir des données positives de contagion. Ainsi le docteur Bouditch ayant adressé à deux cent dix de ses confrères de l'Etat de Massachussets une série de questions sur l'étiologie de cettte maladie reçut cent dix réponses affirmatives de la contagion, et vingt-huit restant dans le doute.

En 1883, le *Britisch Medical Association*, s'adressant aux médecins anglais, leur posa la question suivante : Avez-vous observé des cas de tuberculose qui se soient développés par transmission d'une personne à une autre? Si oui, combien? Le comité reçut 1078 réponses : 613 répondirent avoir observé 158 cas de contagion entre époux ; 119 fois l'homme l'avait transmis à la femme ; 82 fois la tuberculose par contagion fut signalée entre les membres de la même famille ; 18 des parents aux enfants. Dans une thèse fort remarquable du docteur Compin de Charollos, ce praticien cite 27 observations de propagation de la tuberculose du mari à la femme, 24 de la femme au mari, 28 cas de transmission dans la famille entre parents, frères et sœurs. Il constata que 14 fois la contagion eut lieu sur des étrangers ayant cohabité avec des phtisiques, qu'un mari tuberculeux communiqua la maladie à une jeune femme saine qui, après le décès de son mari, se maria avec un jeune homme sain, lequel après deux ans devint phtisique. Mac Dowel (*Britisch journal medical*) cite en 1883 l'observation d'un tuberculeux qui communiqua successivement la phtisie à trois femmes. Suivant le docteur Musgrave Clay, Weber a vu un mari tuberculeux infecter successivement trois femmes. Vialette cite l'observation d'un phtisique qui, s'étant marié cinq fois, communiqua la contagion à ses cinq femmes.

Le docteur Leudet de Rouen, directeur de l'Ecole de médecine, dans un remarquable travail sur la transmission de la tuberculose, rapporte 245 observations sur lesquelles nous reviendrons plus loin. Nous emprunterons de nombreux faits à ce savant mémoire. Le travail très intéressant du docteur Musgrave Clay, celui du docteur Roustan, *Recherches sur l'inoculabilité de la phtisie*, la thèse du docteur Compin, l'ouvrage du professeur Jaccoud, *De la pathologie interne*, nous fourniront des documents du plus haut intérêt. Nous avons recueilli dans les divers journaux de médecine d'Italie d'importantes observations. La *Revue d'hydrologie* publiée à Florence par le docteur Chimenelli nous a fourni aussi plusieurs documents.

La Société médicale des hôpitaux de Paris, ayant décidé une enquête sur la transmissibilité de la tuberculose, a adressé au corps médical français un programme de questions, une instruction que nous avons adoptés et suivis dans notre travail. Nous croyons devoir l'exposer en entier.

Age, sexe, profession, conditions hygiéniques générales et santé antérieure.

Antécédents héréditaires — Les spécifier aussi bien dans les cas négatifs que dans les cas positifs.

Indiquer le degré de parenté avec les ascendants ou les collatéraux suspects.

Distinguer les cas où le malade partagerait le lit, la chambre, l'appartement (père, mère, frère, sœur tuberculeux), de telle sorte que la vie en commun aurait pu par elle seule favoriser la transmission directe.

Conjoints. — Dans le cas de transmission entre époux, insister sur les antécédents héréditaires et la santé antérieure de part et d'autre.

Le survivant, devenu malade à son tour, a-t-il partagé le lit, la chambre du conjoint phtisique, à une époque avancée de la maladie ? Dans ce cas, le sol de la chambre, la literie, l'alcôve étaient-ils souillés par les produits de l'expectoration ?

Quelle part faut-il faire aux fatigues, aux émotions, à la vie confinée, à la prédisposition, dans le développement de la tuberculose chez l'époux survivant ?

Indiquer les dates du début de la vie en commun, du décès, du début de la tuberculose transmise.

Etrangers. — Dans le cas de transmission à des personnes qui n'étaient ni parents ni conjoints, énumérer les conditions de la vie en commun, dans une habitation particulière, un hôpital, un atelier, une école, une caserne, une prison.

Ces personnes partageaient-elles la même chambre, le même lit ? Les crachats étaient-ils projetés sur le sol ? A quelle date les accidents se sont-ils produits chez les deux malades, et après combien de temps de contact ?

Connaissez-vous des cas de transmission par l'usage de vêtements, de literie, ayant servi à un phtisique ?

Connaissez-vous des cas où une personne, en dehors de toute parenté, aurait contracté la tuberculose après avoir remplacé un phtisique dans une chambre d'hôtel, un appartement garni, non désinfectés ?

Quelle vous a paru être la fréquence relative des cas de transmission ?

Les malades atteints de phtisie laryngée, buccale, linguale, ou pharyngée, semblent-ils transmettre plus facilement la tuberculose autour d'eux ?

La tuberculose transmise a-t-elle une marche plus rapide que d'ordinaire ?

Connaissez-vous des cas où un enfant, né de parents non suspects, aurait contracté la tuberculose (abdominale ou autre) après avoir été allaité par une nourrice phtisique ? Quels étaient, dans ce cas, le régime alimentaire, l'hygiène générale de l'enfant, les autres causes auxquelles on pourrait attribuer la tuberculose ?

Connaissez-vous des cas où un groupe de personnes aurait fait un usage prolongé de viande et de lait provenant de vaches phtisiques, atteintes notoirement de pommelière ? La tuberculose (pulmonaire ou abdominale) a-t-elle été constatée plus tard chez les personnes qui ont consommé ces aliments? Quelles étaient, dans ces cas, les conditions héréditaires et hygiéniques des individus atteints ?

Il est facile de voir que ce programme renferme toutes les questions pouvant élucider d'une manière complète la question de la transmissibilité de la tuberculose. Il est évident que cet appel au corps médical tout entier est la meilleure manière d'arriver à la solution de cette importante question. Certes, chaque praticien ne pourra pas répondre sur toutes ces questions ; mais la réunion de tous les rapports apportera de nombreuses observations qui seront, pour la science, du plus haut intérêt. Dans ce travail, nous essaierons de réunir la plus grande somme de matériaux et nous désirons que beaucoup de médecins veuillent bien joindre leurs efforts aux nôtres et répondre ainsi à la solution proposée par la Société médicale des hôpitaux de Paris.

Lorsque M. Villemain fit connaître à l'Académie de médecine le résultat de ses premières expériences sur l'inoculabilité du tubercule, ce fut une véritable révolution dans la phtisiologie, révolution d'autant plus brusque, d'autant plus hardie qu'elle venait combattre au nom des faits, la doctrine de la dualité de la phtisie, dont Virchow s'était fait l'ardent défenseur. Or, c'était le moment où le professeur de Berlin régnait pour ainsi dire sur la science et où Niémeyer formula sa pensée en disant : « Le plus grand malheur qui puisse arriver à un phtisique, c'est de devenir tuberculeux. » A ce moment, ces paroles furent considérées presque comme un axiôme ; mais ce n'était que l'exposé d'une théorie qui ne devait pas survivre.

Ces nouveaux faits produisirent dans le corps médical une vive émotion ; et ce fut alors que de tous côtés surgirent des expérimentateurs, cherchant à vérifier les résultats que M. Villemain venait d'annoncer à l'Académie.

De nombreuses expériences furent instituées et les résultats furent quelquefois très incomplets et même négatifs. La découverte de Koch, les recherches qui suivirent, démontrèrent la cause de ces résultats négatifs. Ainsi si l'on veut obtenir des inoculations certaines de tuberculose, il ne suffit pas de prendre un crachat d'un tuberculeux, et d'en inoculer une partie. Il faut savoir reconnaître quel fragment du crachat l'on doit employer, car l'analyse microscopique indique que non seulement tous les crachats ne contiennent pas des bacilles ; mais que l'on n'en trouve que dans certaines parties. Il est donc évident que les résultats négatifs ne devaient pas infirmer les résultats positifs. Dans une communication très intéressante, le professeur Parrot a fait ressortir les caractères qui distinguent les résultats des inoculations tuberculeuses de ceux des inoculations avec le pus ordinaire.

Les nombreuses recherches des expérimentateurs furent pour l'Académie l'occasion d'une des plus longues et des plus intéressantes discussions qui aient eu lieu au sein de cette société savante. Dans le brillant et si remarquable discours que prononça alors M. le professeur Hardy, nous croyons devoir citer le passage suivant, où après s'être déclaré partisan de la contagion, il ajoute :

« Je sais que jusqu'à présent, les faits confirmatifs de la
« possibilité de cette contagion ne sont pas nombreux ; sur-
« tout ils n'ont pas été réunis. Chaque médecin en possède
« deux, trois, quatre, cinq dans sa mémoire ; mais si l'on
« se donnait la peine de rassembler tous ces faits épars,
« on arriverait à un résultat d'une certaine valeur. Qui sait
« même, si en cherchant bien, et avec un peu de temps, on
« ne parviendrait pas à ce fameux chiffre de quatre cents déjà
« cité à l'Académie, et qui présenterait alors un degré réel de
« certitude? »

Nous inspirant de ces paroles de l'éminent professeur, nous avons réuni un très grand nombre d'observations insérées dans les journaux de médecine, les différents mémoires publiés, soit en France, soit en Angleterre, en Allemagne, en Amérique, en Italie, en Belgique, afin de pouvoir tirer une conclusion de toutes ces observations, ainsi que de celles que nous avons recueillies nous-mêmes, dans notre pratique de plus de trente années comme médecin-inspecteur des eaux d'Allevard, où nous avons eu à soigner plusieurs milliers de phtisiques. Nous avons recueilli de nombreuses observations, d'autant plus importantes que nous connaissions les antécédents des familles, leur genre de vie, que nous en avons suivi un certain nombre à diverses époques de leur vie. Ces faits groupés avec le plus grand soin contribueront à démontrer la contagion, la transmissibilité de la maladie.

Ce travail, peut-être un peu long, nous paraît devoir être le plus complet de tous ceux qui ont été publiés et répondra au questionnaire de la Société médicale des hôpitaux.

Avant d'exposer les faits qui démontrent la contagiosité de la tuberculose, il nous paraît utile d'examiner la valeur des objections qui sont opposées à cette nouvelle doctrine, et nous entrerons dans de longs détails sur cet important sujet dans un chapitre spécial.

Les nombreuses observations que nous citons prouvent que si la contagion est fréquente entre mari et femme, elle se transmet de préférence du mari à la femme. Cette fréquence de la transmissibilité du mari à la femme est même assez considérable. Les mémoires de la Société clinique de Londres nous en fournissent des exemples. On verra que les femmes sont plus souvent frappées que les hommes et qu'il existe plusieurs causes expliquant ce fait. Par la nature même de leurs occupations, les femmes sont plus sédentaires dans leur intérieur que les hommes, et par conséquent demeurent plus longtemps au milieu du foyer d'infection, et renouvellent moins l'air qu'elles respirent. Elles apportent dans les soins qu'elles donnent aux malades plus de dévouement, plus d'assiduité et plus d'intimité que les hommes : autant de causes justifiant la facilité plus grande avec laquelle elles peuvent être contagionnées.

Des causes déterminant la transmissibilité de la tuberculose

La cause véritable de la tuberculose se résume par un seul mot : le bacille. Tous les faits d'expérience le prouvent et de très nombreux travaux publiés dans toutes les contrées du monde l'admettent sans contestation.

Mais comment s'opère cette transmissibilité? Elle s'opère par inoculation directe d'un animal à un autre ; par toutes les circonstances extérieures qui facilitent l'introduction du bacille dans l'organisme, soit par l'air, soit par l'alimentation ; par les conditions vitales qui président à la transmission du bacille d'un individu à l'autre, soit par contagion, soit par la génération. Il faut encore ajouter les causes fournies par la pathologie et les dispositions physiologiques qui résument les grandes lois des causes.

Jusqu'à ces deux dernières années, les recherches microscopiques n'avaient pas résolu la nature du tubercule, ni fourni les caractères certains qui le distinguent de ces produits plasmatiques, résultats de l'inflammation des parties du poumon, auxquelles on peut donner le nom de pseudonodules.

Il a fallu la découverte de Koch pour démontrer que les inflammations, les congestions des tissus qui entourent les tubercules dépendent toutes de la nature même de la tuberculose, que le nodule tuberculeux jouit d'une propriété incontestable : de la faculté de se transmettre par inoculation et de reproduire la maladie sous toutes ses formes.

L'expérimentation a démontré que pour obtenir ce résultat, il suffisait d'introduire dans l'organisme, par les voies d'absorption, de la matière tuberculeuse ou mieux le parasite, le bacille qui en détermine la virulence.

Les procédés d'inoculation mis en usage consistent à

introduire, soit simplement sous la peau, soit dans les sé-
reuses, les produits tuberculeux. L'usage du lait provenant
de vaches phtisiques ou de viandes de bœufs atteints de
pommelière, la respiration de l'air des chambres où sont
couchés les phtisiques, et dont le sol est souillé par les crachats qui trop souvent sont rejetés sur le parquet, déterminent aussi la contagion.

Plusieurs conditions sont nécessaires pour produire la
tuberculose et obtenir un véritable résultat. Il faut que la
matière tuberculeuse contienne des bacilles. Ainsi tous les
crachats ne transmettent pas la maladie, car tous ne renferment pas des bacilles. Il faut avoir soin de prendre
dans les crachats, la partie épaisse, grisâtre, où se trouve
le parasite. On s'assurera d'abord, au moyen du microscope, si les crachats contiennent des bacilles, et si
leur présence est constatée, l'inoculation sera certaine.
C'est pour ne s'être pas entouré de ces précautions que
dans le principe les expérimentateurs ont eu souvent des
insuccès.

Le pus provenant de la scrofule des os, des glandes, le
tubercule des organes génitaux inoculés, produisent la maladie par les bacilles qu'ils contiennent et qui se développent dans les nodules, dans le centre des néoplasmes ainsi
que dans les cellules géantes.

Les animaux qui servent aux expériences sont le
cobaye et le lapin qui ne sont jamais réfractaires ; chez le
lapin la contagion est rapide par l'inhalation de l'air contaminé. Chez cet animal l'inoculation par injection réussit
toujours. Les chiens et les chats résistent presque constamment. Cependant Klebs, Bollinger, Chauveau, de Lyon,
et Toussaint, de Toulouse, ont réussi à obtenir quelques
inoculations chez ces animaux. Le singe, dont la constitution
physiologique et morbide est analogue à celle de l'espèce
humaine, devient facilement tuberculeux, et les expériences
de Krishaber et de Dieulafoy ont démontré que la respiration de l'air d'une chambre habitée par un phtisique tu-
berculisait rapidement cet animal.

On a prétendu que l'inoculation de matières inertes suffisait pour déterminer la tuberculose ; on a introduit des substances nombreuses, même très irritantes, comme l'huile de Crotou. Les travaux de Toussaint, de H. Martin, ont résolu la difficulté. « La matière tuberculeuse, dit ce savant physiologiste, détermine après incubation de la formation d'un tubercule local auquel succède une tuberculose gènèralisée. » Si on inocule de la matière provenant de nodules résultant de l'inoculation de substances étrangères, elle ne produit jamais de tuberculose généralisée.

EXPÉRIENCES DE KOCH, RÉPÉTÉES PAR FRIEDLANDER. — Koch se servait de bacilles cultivés sur du sérum de sang coagulé et stérilisé qu'il recueillait avec des fils de platine passés au feu, pour éviter toute trace de mycrophytes ; ou bien il employait de la matière tuberculeuse recueillie dans le poumon, qu'il inoculait à l'animal au travers de la cornée. Peu de temps après cette inoculation, il observa qu'il se produisait sur l'iris un nodule, puis les sanglions lympatiques furent envahis, se ramollirent, le processus passa dans le sang, et de là se propagea dens les autres organes. Plus le liquide injecté contient de bacilles, plus vite apparaissent dans le poumon, et en grand nombre les nodules. Si l'on injecte de ce même liquide dans les veines, il se produit rapidement une tuberculose miliaire qui envahit tous les organes.

DE L'ORIGINE ET DU DÉVELOPPEMENT DU BACILLE. — La science admettant sans conteste la nature bacillaire de la tuberculose, il importe de rechercher d'où provient ce parasite et comment il se développe, en un mot, qu'elle est l'origine de ce microbe. Provient-il de l'homme lui-même, ou bien des circumfusa ? Est-il le produit de la putréfaction des substances animales ou végétales ? Les recherches les plus minutieuses, les expériences faites partout ont démontré que ces matières ne pouvaient produire ni les spores, ni le microbe.

Si ces faits eussent été reconnus vrais, il est évident qu'il serait impossible à l'homme de se préserver du bacille ; mais telle n'est pas son origine, il lui faut un milieu unique approprié, le sérum du sang ou le bouillon de viande, avec une température constante de plus de 30 degrés, qui est celle du corps de l'homme et des animaux. Son développement est lent ; sa culture, dans un liquide préalablement stérilisé, se prolonge pendant plus de 30 jours, en soutenant une température constante de plus de 50 degrés.

Ces faits prouvent que le bacille est un vrai parasite ne pouvant vivre et se développer que dans les tissus organiques d'un animal. Il est en cela bien différend des autres microbes dont la prolifération s'opère beaucoup plus rapidement, et qui peuvent, ainsi que la bactérie du charbon, faire leur évolution complète en dehors du corps des animaux. Les spores qu'il produit peuvent se répandre au dehors, dans l'air libre. Ils peuvent pénétrer dans les organes respiratoires par l'air qu'on respire, s'y développer et se transformer en bacilles ; mais il leur faut leur milieu, le corps d'un animal. Mogeli, Büchner, ont voulu adopter leur transformisme ; mais tous les expérimentateurs ont démontré qu'aucune bactérie ne pouvait produire le bacille de la tuberculose et par conséquent déterminer la phtisie.

La vie chez ce microbe se maintient très longtemps au milieu de la putréfaction, prolongée même pendant plusieurs mois. Il résiste à l'action de la plupart des antiseptiques, excepté lorsqu'il est soumis à celle du gaz sulfhydrique, ainsi que nous l'avons démontré dans un mémoire adressé à l'Académie de médecine (séance du 29 janvier 1884). Ce fut ce mémoire qui donna à un jeune médecin de Montpellier l'idée de faire sa thèse sur l'action d'un grand nombre d'antiseptiques sur le bacille. Ainsi, à la page 53 de cette thèse, nous lisons : « Toutes nos recherches sur les antiseptiques faites pendant six mois au laboratoire de la faculté m'ont conduit aux conclusions suivantes : tous les antiseptiques que j'ai employés établissent d'une manière certaine que le gaz sulfhydrique, signalé le premier par le docteur Niepce, possède la plus haute puissance toxique à l'égard du bacille, tant au point de vue de l'entrave qu'il apporte à son développement, qu'au point de vue de la destruction de la virulence. »

Les limites de température, entre lesquelles les bacilles de la tuberculose peuvent se développer, ont été nettement déterminées par Koch, MM. Debove, Vignal, Miquel. La température la plus favorable à sa prolifération est celle de 36 à 38 degrés, et ce n'est qu'au-dessous de 30 degrés qu'elle devient impossible.

Pour apprécier l'action de l'élévation et de l'abaissement de la température sur le bacille, nous avons exposé des crachats dans lesquels nous avions préalablement constaté la présence des bacilles, ainsi que des tubercules provenant du poumon qui avait fourni les crachats, pendant 62 heures à une température de — 13 degrés. Nous avons inoculé, avec ces substances, 4 cobayes qui ont tous succombé à la tuberculose, les uns après 45 jours, les autres après deux mois

Dans une autre expérience, nous avons porté des crachats bacillaires à des températures de 80 à 100 degrés et cela pendant 24 heures ; quatre inoculations pratiquées ensuite avec ces crachats ont produit à 80 degrés, la tuberculose, et à 100 degrés les animaux sont restés sains. Ces faits pourraient expliquer pourquoi les médecins des pays méridionaux sont contagionistes, tandis que ceux du nord sont moins favorables à la contagion.

Ce phénomène peut s'expliquer par la différence des températures. Dans les pays chauds, les bacilles répandus dans l'air atmosphérique trouvent une température assez élevée pour leur permettre de vivre, tandis que dans les pays du nord, l'abaissement de la température ne le leur permet pas. Aussi le nombre des phtisiques est-il plus considérable dans le midi que dans le nord.

Voulant s'assurer si la putréfaction était nuisible aux bacilles et s'opposait à leur développement, plusieurs expérimentateurs ont écrasé des crachats, des portions de poumons à la putréfaction pendant deux mois, et tous ont provoqué la tuberculose, malgré la présence de nombreuses bactéries de putréfaction ; preuve évidente que ces crachats avaient conservé leur virulente nocive, leur faculté phtisiogène.

La résistance des crachats à l'action des antiseptiques a été signalée par un grand nombre d'expérimentateurs. Ainsi nous voyons dans la thèse du docteur Pilatte, qu'au laboratoire de la faculté de médecine de Montpellier, les bacilles ont résisté à l'action prolongée des réactifs suivants :

1° Iodure mercurique.

2° Iode.

3° Deuto-chlorure de mercure.

4° Acide phénique.

5° Créosote.

6° Acide borique.

7° Thymol.

8° Hélénine.

9° Alcool à 90 degrés.

10° L'eau à 100 degrés pendant une heure ne détruit pas toute la vitalité dans le germe.

Un fait remarquable a été observé au laboratoire de la faculté de Montpellier et a démontré que les animaux inoculés avec des cultures, traités par doses variables d'antiseptiques, sont morts d'autant plus vite que la solution était plus concentrée, c'est-à-dire qu'elle se rapprochait plus de la concentration suffisante pour détruire la virulence du microbe (1). Le contact des parties tuberculeuses avec les antiseptiques, par suite de l'action exercée sur les bacilles par ces substances, produit des modifications telles qu'ils en perdent une des propriétés importantes des organismes inférieurs : le pouvoir de pulluler.

Maintenant que nous venons d'indiquer la force de résistance, la vitalité des bacilles, il est indispensable de chercher et de démontrer quelles sont les conditions de leur pénétration dans les poumons, afin de démontrer comment s'opère la contagion, la transmissibilité de ces microbes.

_____

(1) Thèse du docteur Pilatte, page 60.

Les nombreuses recherches des professeurs Grancher, Debove, Bouchard, les travaux de Koch, de Falk, de Fraentzel ont prouvé que la respiration de l'air chargé de débris de crachats desséchés était le mode de transmission le plus certain de la phtisie. Nous avons répété leurs expériences à Allevard en faisant dessécher les crachats recueillis chez plusieurs phtisiques et en déposant cette poussière dans une cage où piétinaient cinq cobayes qui tous devinrent tuberculeux. Hesse a démontré qu'en enlevant sur les mouchoirs de poche qui avaient servi à des phtisiques, les couches de crachats desséchés, et en faisant respirer ces poussières par des lapins, ces animaux sont tous devenus tuberculeux. Schill, Kusner, Fischer dans son mémoire sur la désinfection des crachats bacillaires, ont démontré que la virulence de ces crachats desséchés se maintenait pendant des mois entiers, et que cette faculté dépendait du plus ou moins de développement complet des bacilles et de la quantité des spores.

Le développement des bacilles exigeant toujours une période d'incubation assez lente, il est nécessaire qu'il existe une série de circonstances favorables pour permettre leur pénétration dans les voies respiratoires, et les fixer dans les alvéoles pulmonaires. L'homme respirant le plus souvent par les narines, le duvet de leur orifice, le mucus qui les tapisse arrêtent les poussières, et les germes ne peuvent pas pénétrer ; l'expulsion des mucosités nasales les entraîne au dehors. Introduits dans la cavité du larynx, ils sont souvent rejetés par les épithéliums vibratiles qui tapissent la muqueuse de cet organe ainsi que celle des bronches. Il n'en est pas toujours ainsi, car le mucus qui recouvre ces muqueuses retient facilement les bacilles et leurs spores qui alors se fixent et se développent ensuite.

Dans ce but, Koch a fait de nombreuses expériences. Il prit du liquide de culture qu'il délaya, et le plaça dans un placard où il renferma des lapins, des cobayes, des rats. Après un certain nombre de jours, tous ces animaux étaient malades, et leur autopsie démontra que leurs poumons étaient farcis de tubercules. Il inocula de ces tubercules à d'autres lapins qui tous devinrent phtisiques. Koch répéta ses expériences sur deux cent dix-sept animaux, et toutes furent confirmatives, car il constata toujours la présence des bacilles.

Les microbes tuberculeux étant développés dans les voies aériennes, il est nécessaire de rechercher comment ils peuvent pénétrer dans le sang et de là dans tous les organes. Weigert a démontré qu'ils pénétraient dans le sang par effraction dans les vaisseaux sanguins. Ponfick a publié une observation qui présente le plus haut intérêt, puisqu'elle lui a fourni la preuve de la pénétration des bacilles par le canal thoracique et leur envahissement de tout le système lymphatique.

Quels sont les effets des microphytes sur le sang? Suivant M. le professeur Sée (1), « la lutte est incessante entre le sang et les microbes ; ceux-ci peuvent succomber en produisant dans le sang des combinaisons chimiques qui lui sont nuisibles. Tous les microbes peuvent déterminer la fièvre et par conséquent l'élévation de la température. Cette chaleur provient de la décomposition des cellules ou du substratum que nécessite la vie propre du microbe. » Elle serait donc produite par l'accumulation des produits spéciaux et variables de décomposition, provenant des organes eux-mêmes et se mêlant aux divers éléments d'oxydation des microbes.

Ainsi pourrait s'expliquer la fièvre que l'on observe chez les tuberculeux, qui se manifeste d'abord légère, dès que le bacille apparaît, et qui augmente d'intensité en prenant le caractère intermittent, à mesure que le nombre des bacilles augmente et que la maladie devient plus grave. Il se passe ici le même phénomène que celui qu'on observe dans les fièvres miasmatiques, la fièvre typhoïde, celle qui accompagne la scarlatine, l'érysipèle, qui n'apparaissent qu'au moment où

---

(1) Sée, *Phtisie bacilliaire*, page 53.

les bactéries se développent dans le sang des malades. La chaleur produite en même temps donne lieu à ces oxydations qu'on observe dans les divers organes, tels que le foie, la rate, les reins, qui annoncent les profondes désassimilations qui se passent dans l'organisme sous l'influence incessante des microbes ; c'est ainsi que les urines deviennent très colorées, chargées de principes aromatiques, d'urée, de diabenzol signalé par Erlich dans ses analyses de sécrétion.

Un médecin allemand, Tappeiner, fit des recherches sur l'air contaminé par les crachats des phtisiques. Pour cela, il prit onze chiens qu'il soumit, pendant plusieurs heures chaque jour et pendant six semaines, à un courant d'air saturé de débris de crachats tuberculeux, préalablement délayés dans de l'eau. Il affirme que la phtisie se manifesta chez tous ces animaux dès la 3e semaine. Ce résultat est surprenant, car on sait que le chien est très réfractaire à la tuberculose, et fut mis en doute. Voulant vérifier ce fait, nous avons pris 4 lapins et 6 cobayes que nous avons soumis à la même expérience, et le résultat a été le même. Tous ces petits animaux sont devenus tuberculeux, car l'autopsie nous a démontré que les bacilles s'étaient formés dans les poumons, le foie et les ganglions mésentériques.

« Le docteur Reich, de Nuremberg, assure avoir vu mourir de méningite tuberculeuse dix enfants élevés par une sage-femme phtisique qui avait la fâcheuse habitude d'embrasser constamment ces enfants et de leur insuffler de l'air dans la bouche. » (1).

En Allemagne, Frerichs répéta les mêmes expériences que confirmèrent les recherches de Weilselbaum en Suisse. En France, M. Giboux, ainsi que M. Bertheau, renouvelèrent ces recherches qui leur confirmèrent la transmissibilité de la tuberculose par la respiration.

Désirant nous assurer si l'air d'une chambre habitée constamment par un phtisique contenait des microbes

---

(1) Germain Sée, page 83.

phtisiogènes, nous avons fait passer à travers du coton stérilisé et contenu dans des boules de Liebig 2000 litres d'air, et nous avons constaté la présence de bacilles et de spores. Nous avons fait l'expérience suivante en lavant dans de l'eau distillée dont la température avait été préalablement portée à 100 degrés, dans le but de détruire tous les microbes, le même nombre de litres d'air, et le résultat a été le même. Ce liquide inoculé à deux lapins a produit la tuberculose chez l'un, tandis que l'autre est resté indemne. Nous avons placé dans cette petite chambre deux cages en fil de fer contenant l'une trois cobayes et l'autre trois lapins. Au moyen d'un soufflet, on envoyait dans ces cages de l'air contenant des débris de crachats bacillaires desséchés et réduits en poussière. Ce procédé fut continué pendant 15 jours, et après deux mois les trois cobayes étaient morts phtisiques, ainsi que deux lapins. Le troisième resta indemne:

Pendant l'hiver 1884, je fis une autre expérience : ayant à donner mes soins à un pauvre phtisique couché dans un cabinet n'ayant qu'une petite ouverture pour aérer la chambre, je plaçai dans un coin de ce cabinet, où l'air pénétrait à peine et ne se renouvelait pour ainsi dire pas, trois petits cobayes dont les mouvements égayaient le malade. Ce malheureux crachait sur le sol qui était souillé par la grande quantité de crachats qu'il expectorait. Ces cobayes restèrent pendant 35 jours dans cette atmosphère infecte ; au 36e jour, ils avaient beaucoup maigri, et leur autopsie me démontra que leurs poumons étaient complètement infiltrés de tubercules.

Pendant cette expérience, nous avons cru devoir répéter celles de Whede sur l'atmosphère des chambres des phtisiques. Pour cela, nous avons réuni sur des plaques de verre recouvertes de gélatine pure de petites parties des balayures du sol de cette chambre. Après un contact de 10 jours, les plaques furent lavées à l'eau distillée et ce liquide fut injecté à quatre cobayes dont deux succombèrent après deux mois. Les deux autres sont restés en bonne santé.

L'étude des conditions atmosphériques, au point de vue de

la transmission de la tuberculose, a été le sujet de nombreuses observations et a démontré que la phtisie décime plus spécialement les populations des villes, dans les régions méridionales, tempérées, tandis que dans les climats froids du nord, elle est moins fréquente et sa marche plus lente.

Ce que nous venons de dire démontre qu'il est de la plus haute importance de savoir si l'air atmosphérique entraîne des bacilles. Les belles et nombreuses expériences de M. Marié-Davy, faites à l'observatoire de Montsouris, ont démontré que l'atmosphère de Paris contenait des quantités considérables de microphytes, d'espèces multiples, plus de 1500 par cent. cubes. Ces recherches ont été répétées dans toutes les capitales, en même temps que l'on faisait de nombreuses analyses de l'air des campagnes ; elles ont conduit aux conclusions suivantes : l'air des grandes villes où sont accumulées les habitations est une atmosphère essentiellement microphytaire. Il en est de même des agglomérations d'hommes, telles que les casernes, les ateliers, les lycées, les prisons, dont l'air est saturé de miasmes et de microphytes. Les climats des hautes montagnes doivent leur salubrité à l'absence ou mieux à la très petite quantité de microbes que l'air atmosphérique contient.

Miquel a constaté qu'au centre de Paris, il existait dans 10 mètres cubes d'air, 55,000, bactéries, tandis qu'à l'observatoire de Montsouris, on n'en a compté que 7,600. A 600 mètres d'altitude, on n'en trouve que 26 ; à 2000 mètres, l'air n'en contient plus. Il l'explique en disant que la diminution de la pression atmosphérique, de sa densité, ne tient plus en suspension les corpuscules, et qu'à la région des neiges, les foyers de putréfaction ne produisent plus de bactéries dont on ne trouve plus de traces dans les glaciers.

Aussi les grandes villes dont l'air renferme une si grande quantité de microbes, sont elles envahies par toutes les maladies parasitaires, phtisie, typhus, diphtérie, érysipèle, etc. Mais le nombre des cas de tuberculose l'emporte sur toutes les autres maladies infectieuses. Le chiffre de la mortalité est le même à Paris qu'à Marseille et à Rome, 25 pour

100. Dès qu'on s'élève dans le nord, où l'air contient moins de microbes, le chiffre de la mortalité diminue. A Londres, il n'est plus que de 23 ; à New-York, de 19 ; à Copenhague, de 13.

Suivant la statistique du docteur Lombard, de Genève, la mortalité dans les couvents de religieuses s'élève à 27 pour 100. Il en est de même parmi les élèves internes des lycées. Dans les prisons de jeunes détenus, la scrofule et la tuberculose enlèvent les deux tiers des prisonniers. Dans toutes ces agglomérations d'individus, l'air confiné qu'ils respirent, le défaut d'exercice appauvrissent le sang, disposent à l'anémie, affaiblissent l'organisme et préparent le terrain à la contagion du microbe.

Les recherches de M. l'inspecteur général Rochard sur la mortalité des colonies signalent le grand nombre de phtisiques qui succombent annuellement dans les contrées chaudes, Madagascar, la Cochinchine, les îles du grand Océan où la phtisie décime les populations. Dans le levant, en Egypte, au Caire, la tuberculose, inconnue autrefois, enlève chaque année un grand nombre d'habitants.

Nous avons dit que plus on s'élevait dans le nord, plus les cas de phtisie étaient rares. Dans les régions glaciales du pôle, en Islande, cette maladie est inconnue. On avait prétendu qu'il en était de même dans les hautes altitudes ; mais on a reconnu que dans les villes situées à des altitudes de plus de 3000 mètres, la phtisie sévissait ; et suivant Jourdanet, à Mexico, on comptait 5 pour cent de tuberculeux. Il en est de même dans les villes des hautes montagnes du Pérou.

Suivant M. le professeur Jaccoud, qui préconise d'une manière toute spéciale le séjour des malades dans les hautes vallées de l'Engadine, à Davos, situé à près de 1800 mètres, à Saint-Moritz, à 2000 mètres, on constate ce fait : « qu'on ne voit pas la tuberculose chez les habitants qui ne quittent pas leur pays ; ce fait était vrai, il y a quelques années ; mais depuis l'arrivée à Daurez d'un grand nombre de phtisiques, les habitants de ces localités ne jouissent plus de cette immunité et la tuberculose s'est propagée parmi ces populations. La contagion a donc exercé son influence délétère. Mais on l'observe maintenant parmi ces populations, depuis que les malades tuberculeux passent la saison d'hiver dans ces stations et qu'un certain nombre d'indigènes émigrent en Italie d'où ils rapportent la maladie. On constate donc le même phénomène qu'on a observé parmi les peuples sauvages longtemps indemnes et qui ont contracté la maladie au contact des Européens. »

On espérait modifier la maladie par la pureté de l'air de ces hautes régions ; mais l'observation démontre qu'à Davos, cette agglomération de phtisiques obligés de passer 20 heures dans leurs chambres, dans des galeries surchauffées, se trouvent dans les mêmes conditions signalées dans toute agglomération d'individus, et que malgré les 5 ou 6 heures qu'ils peuvent passer en plein air, la maladie continue sa marche fatale. Si l'air extérieur, suivant Freudenreich, à 2000 mètres, ne contient pas de microphytes, l'air que respirent les malades dans les salles des Kursaal en est infecté. Déjà, lorsque nous avons publié notre ouvrage sur le crétinisme, en 1851, nous donnions le résultat de la composition chimique de l'air atmosphérique sur les hauts sommets des Alpes, depuis 1800 mètres jusqu'à 3000, et sa pureté sous le rapport du nombre des microphytes, et nous disions que la phtisie et les maladies miasmatiques étaient très rares à ces hauteurs.

Pour nous assurer si l'air contenait des bacilles et des spores, nous avons fait de nombreuses recherches, répété nos analyses par divers procédés et comparé nos études microscopiques. Nous avons étudié l'action produite sur les animaux par la respiration de cet air dans lequel vivaient des phtisiques. Nous avons consigné nos études sur l'air respiré par des tuberculeux dans des salles d'inhalation dont l'atmosphère renfermait différents gaz et surtout le gaz acide sulfhydrique. Nous avons démontré dans un long travail adressé à l'Académie de médecine, dans sa séance du 24 janvier 1884, que ce gaz jouissait de la propriété si remarquable de tuer le microbe, d'annuler sa virulence, et opposait à toutes les tentatives d'inoculation ; en un mot, que l'inhalation de ce gaz pouvait guérir la tuberculose au premier degré et même au deuxième, et que le nombre des bacilles diminuait peu à peu sous son influence. Tous ces faits que nous avons signalés ont été vérifiés, ainsi que nous l'avons déjà dit, au laboratoire de la faculté de médecine de Montpellier.

Ils ont été consignés dans un mémoire que j'avais adressé au congrès de Grenoble, lors de la réunion du Congrès de l'Association française pour l'avancement des sciences.

On avait prétendu que la phtisie était incompatible avec les fièvres intermittentes. Il y a vingt-cinq années, un médecin militaire, M. Boudin, affirmait que dans les pays marécageux où régnaient les fièvres intermittentes, la phtisie n'existait pas. Nos recherches dans le département de l'Ain dont presque toute la population de l'arrondissement de Trévoux était envahie par des accès de fièvre intermittente, pendant 6 mois de l'année, nous démontrèrent que la tuberculose était fréquente. Les médecins de la marine qui ont séjourné dans la Guyane parlent tous des ravages exercés par la tuberculose.

Certains auteurs ont nié pendant longtemps les effets nocifs des microbes répandus dans l'atmosphère, surtout dans celle des hôpitaux des grandes villes, où, malgré l'habileté des chirurgiens, leurs soins minutieux apportés dans les pansements, les malades succombaient en grand nombre à la septicémie. Depuis la belle découverte de Lister, les hôpitaux, insalubres jusque-là, et où les neuf dixièmes des opérés succombaient empoisonnés par la suppuration, ont cessé de l'être : tous les malades guérissent. La destruction des microphytes par la pulvérisation phéniquée a produit cet heureux changement.

Il est donc impossible de nier l'action des microbes infectieux répandus dans l'air ; on ne saurait pas non plus nier celle des bacilles de la tuberculose et leur contagion infectieuse.

Nous trouvons dans un mémoire très intéressant, présenté à la Société de médecine de Lausanne dans sa séance du 7 mars 1885 par M. le docteur de la Harpe, un fait très important sur l'action de l'air respiré à Davos par les malades qui y passent les longs jours de l'hiver ; et nous croyons devoir citer le passage suivant :

« A mesure, dit ce médecin, que Davos s'est développé, que le nombre de ses hôtes a passé de quelques dizaines à quelques centaines, l'idée de l'encombrement a pris de l'importance. Certes, elle en a pour le phtisique. Nous avons entendu des remarques très approfondies sur la dissémination des bacilles dans l'atmosphère à la suite des crachats que les malades projettent çà et là dans leurs promenades, et le long des sentiers fréquentés par les malades. Que deviennent ces bacilles ? Périssent-ils ? Sont-ils entraînés par les eaux ? Autant de questions que de patientes cultures pourront résoudre. »

Un point intéressant à connaître serait celui de la fréquence actuelle de la phtisie parmi les aborigènes de Davos. L'immunité de la tuberculose signalée il y a une dizaine d'années parmi les habitants de cette station n'existe plus actuellement. Il en est de même à Montreux, où la phtisie est plus fréquente parmi les familles du pays qu'elle n'était avant que cette localité fût devenue une station de phtisiques.

D'après M. de la Harpe, l'affluence de malades à Davos, situé à l'altitude de 1556 mètres, milieu où partout dans les Alpes, l'air est de la plus grande pureté, ne contenant pour ainsi dire aucun microbe, a eu l'effet de développer la fièvre typhoïde, inconnue jusqu'alors, conséquence de l'agglomération humaine. Les simples principes de l'hygiène exigeaient une grande propreté autour des habitations, des hôtels ; mais on s'est contenté de jeter les eaux ménagères dans les terrains vagues environnant les hôtels ; de là, les miasmes qui engendrent les bacilles et les microbes et rendent malsain l'air de cette haute station.

Parmi les moyens d'inoculation de la tuberculose, nous

devons signaler la phtisie inoculée accidentellement. Le bacille peut pénétrer par une érosion, une plaie à la surface cutanée; ainsi Laennec, qui est mort tuberculeux, et qui s'était piqué en faisant une autopsie, prétendait que sa maladie reconnaissait pour origine cette piqûre. Le docteur Hanot a signalé à la Société de médecine des hôpitaux une observation d'un individu atteint d'un panaris à un doigt, chez lequel se développa une infection tuberculeuse de l'appareil ganglionnaire du bras, de l'aisselle, qui s'étendit dans tout l'organisme, donnant lieu à de nombreux foyers de bacilles. Le professeur Verneuil a également signalé l'observation d'un jeune étudiant en médecine, chez lequel se manifesta, à la suite d'une autopsie, une tuberculose anatomique. Plusieurs observateurs se sont demandé si le virus vaccin de l'homme pouvait déterminer la tuberculose. Les recherches de Schmidt, de Lothar Meyer, de Gutmann, ont démontré que le vaccin des tuberculeux ne renfermait pas de bacilles, tandis que Toussaint, dans ses expériences à l'école vétérinaire de Toulouse, en inoculant le vaccin de pommelières, recueilli sur des bœufs, des vaches, avait déterminé la tuberculose.

Des causes de la tuberculose par l'alimentation

Nous avons vu que l'inoculation de produits contenant des bacilles produisait la tuberculose qui était alors inévitable. Nous avons démontré que l'air respiré après avoir séjourné sur des crachats de tuberculeux engendrait la maladie, que le contact des lèvres d'un phtisique sur celles d'un individu sain pouvait déterminer la maladie. Il nous reste actuellement à examiner, si des animaux alimentés par des substances contenant des tubercules recueillis sur l'espèce humaine, ou par les aliments provenant de vaches pommelières peuvent déterminer la phtisie.

Un grand nombre d'expérimentateurs ont observé que le lait des vaches atteintes de tuberculose renfermait des bacilles. Bollinger, répétant les expériences de Baumgarten, constata que le lait des vaches pommelières contient presque toujours des bacilles, surtout si le pis est tuberculeux. Dès 1869, Gerlach publia un mémoire dans lequel il annonça que le lait des vaches tuberculeuses lui avait fourni la preuve que la phtisie s'était manifestée à la suite de l'usage de ce lait. Les expériences de Sommer vinrent à l'appui des faits signalés par Gerlach. Au collège médical de Saxe, les expériences démontrèrent que l'ingestion du lait tuberculeux et du lait de pommelière produisait les mêmes effets.

En présence du doute émis par ces expérimentateurs, Baumgarten employa des laits dans lesquels il constata la présence réelle des bacilles. Pour cela il donnait aux cobayes 60 grammes de lait auquel il ajoutait 4 grammes d'une solution contenant des bacilles, et préparée en écrasant de la matière tuberculeuse dans une petite quantité d'eau et en en mélangeant une petite proportion avec du lait.

Nos recherches sur le lait que nous avons recueilli sur des vaches phtisiques nous ont démontré que dans près de la moitié le lait ne contenait pas de bacilles si le pis n'était pas tuberculeux. Nos expériences nous ont démontré que la tuberculose produite par l'usage du lait bacillaire se manifestait d'abord dans la muqueuse intestinale, puis dans les ganglions du mésentère et dans le foie. Si l'on se sert de lait provenant de vaches dont la tuberculose ne se borne pas seulement à la muqueuse intestinale, aux glandes et aux poumons, qu'elle soit au contraire généralisée, l'usage de ce lait est toujours virulent et produit la tuberculose.

L'allaitement des enfants par le lait de vache pommelière produit-il la tuberculose? Cette question a donné lieu a de nombreuses recherches en France et en Allemagne. Ce fut le professeur Chauveau de Lyon qui, le premier, en 1869, fit des expériences dans le but de transmettre la tuberculose en faisant ingérer des aliments tuberculeux à des animaux. Il prit, pour ses expériences à l'école vétérinaire de Lyon, trois génisses parfaitement saines, et leur fit avaler 40 grammes de matières tuberculeuses provenant de vaches mortes de pommelière. Après un mois, les trois génisses étaient phtisiques : leur autopsie démontra que les poumons étaient farcis de tubercules et que les ganglions mésentériques renfermaient de la matière caséeuse. Ce professeur renouvela en 1873 cette expérience qui, produisant les mêmes effets, lui confirma sa première découverte. A cette même époque, Viseur, le professeur Parot, répétèrent les mêmes expériences et obtinrent les mêmes résultats. A Toulouse, Toussaint la renouvela sur plusieurs porcs qui tous devinrent tuberculeux.

En Allemagne, on fit peudant les années 1881-1882 de nombreuses recherches avec le plus grand soin. Gunter et Harmes nourrirent des chèvres en leur faisant avaler des liquides mélangés à leur nourriture ordinaire, dans lesquels ils exprimaient des fragments de masses tuberculeuses provenant de divers animaux phtisiques. Aufrecht rendit les lapins, les cobayes tuberculeux en leur faisant avaler des fragments de poumons de vaches pommelières. Klebs obtint de son côté les mêmes résultats.

D'autres observateurs tels que Virchow, Colin, Tappeiner ne réussirent pas à reproduire la tuberculose par l'usage exclusif de la viande provenant de vaches pommelières. Nos expériences nous ont démontré que la viande n'était pas toujours bacillifère et par conséquent ne devait, ni ne pouvait déterminer la tuberculose. Il n'en est pas de même lorsqu'on ingère aux animaux des débris des poumons de ces mêmes vaches. Orth, Baumgarten (*Centralblatt für Klinick médical* 1884) rendirent les animaux tuberculeux à la suite de l'usage seul de la viande pommelière. Ils en donnent l'explication en disant que cet aliment est souvent rempli de matière dure, calcaire, provenant de la transformation crétacée des tubercules qui, pénétrant dans les intestins, produit des érosions à la muqueuse des intestins, des ulcérations donnant passage aux bacilles qui, pénétrant dans les tissus, déterminent l'infection tuberculeuse. Si ces substances ne renferment pas d'aspérités calcaires, elles peuvent traverser dans toute son étendue le tube digestif, sans provoquer la maladie.

Schüpel et Wagner, à la suite de nombreuses expériences de production de tuberculose chez les animaux, ont reconnu que les tubercules envahissaient plus spécialement les follicules isolés et agminés, quelquefois l'appendice vermiforme du colon (Germain Sée). Suivant eux, c'est la forme tuberculeuse scrofuleuse bacillaire. May (*Archive für Hygien*) affirme que la tuberculose par le lait des vaches est moins fréquente qu'on ne le croit, par la raison que si la maladie existe seulement dans les poumons, cette localisation ne rend pas dangereux l'usage du lait, qui ne le devient que si l'affection est générale chez l'animal. Il ajoute que la virulence est détruite par la coction ; mais que le lait produit toujours la tuberculose, quand le pis des vaches atteintes de pommelière est tuberculeux.

D'après les recherches de Wagner et de Schüppel, le lait bacillaire détermine la tuberculose de la muqueuse intestinale qui envahit les glandes mésentériques, le foie, les glandes sous-maxillaires et les amygdales.

Dans ces cas, la tuberculose s'étend aux poumons.

Plusieurs objections ont été faites à la suite des expériences nombreuses de Bollinger.

Cet observateur assure que le danger de la transmission de la tuberculose par le lait des vaches pommelières est loin d'être aussi grand qu'on le croit. Sur six expériences une seule de transmission a eu lieu. Malgré les expériences de Bollinger sur le lait des vaches tuberculeuses, Fleming, Coheim, Orth admirent la possibilité de la transmission, et au Congrès de Dusseldorf, en 1876, on décida qu'il fallait n'employer le lait qu'après qu'il eut bouilli. Conheim a soutenu ce fait, que si l'estomac est sain, les sucs gastriques détruisent le virus et qu'au contraire, si la muqueuse stomachale est le siège d'une sécrétion catarrhale, le lait ne subit pas d'altération, arrive intact dans le tube intestinal et y détermine le développement de la tuberculose.

Du lait d'une mère tuberculeuse

Cette question si importante mérite le plus sérieux examen. On a dit qu'il était très rare de voir un nouveau - né devenir tuberculeux ; cependant la maladie peut lui être transmise de deux manières : soit directement par les caresses maternelles, soit par le lait qui, chez certaines nourrices, peut contenir des bacilles. Nous en citerons plus loin quelques observations que nous avons recueillies avec le plus grand soin.

A la suite des expériences que nous venons de citer, on s'est posé la question suivante : l'alimentation d'un enfant par le lait d'une vache pommelière peut-elle produire la tuberculose ?

En Allemagne, les médecins ont conclu que ce lait produisait chez les enfants la phtisie intestinale, puis, que la maladie envahissait ensuite les poumons. Conheim, Fleming admirent la réalité de ces faits de transmission et la question, présentée au Congrès de Dusseldorf, donna lieu, après une très importante discussion, à la conclusion suivante : le lait doit toujours être soumis à l'ébullition.

Reste maintenant à résoudre la plus importante question, celle de l'alimentation de l'enfant par une mère phtisique.

Depuis 3 années, l'attention des médecins a été appelée

sur ce sujet si intéressant de l'hygiène, et ils se sont demandé si l'allaitement par une mère phtisique pouvait déterminer la tuberculose. Nous avons recherché avec le plus grand soin tout ce qui avait pu être publié et les observations que l'on avait recueillies. Nous n'avons trouvé qu'un nombre très limité de documents, et avant de pouvoir formuler une opinion exacte, il faut attendre que de nombreuses recherches aient été faites et que des faits positifs aient été réunis.

En attendant, l'observation démontre qu'une mère phtisique peut communiquer la maladie à son enfant de plusieurs manières :

1° Par les baisers incessants qu'elle prodigue.

2° Par son lait qui contient des bacilles si la maladie est avancée.

3° Par l'air infecté, imprégné de poussière de crachats provenant de l'appartement.

Nous avons cru devoir faire quelques recherches que nous consignons ici.

PREMIÈRE OBSERVATION

Une jeune femme d'Arvillard, âgée de 23 ans, née d'une mère phtisique, a toujours été d'une santé délicate. Ses règles ont été constamment irrégulières, elle s'enrhumait facilement. Mariée à 20 ans, elle devint enceinte et eut une fausse couche après 3 mois et demi. L'année suivante, elle fut prise d'une bronchite, devint de nouveau enceinte. Sa toux continua et cependant l'accouchement se fit dans de bonnes conditions. Elle allaita son enfant malgré une toux presque continue et un amaigrissement augmentant progressivement. — Ce fut alors que cette femme vint me consulter. Je constatai alors l'état suivant :

Toux fréquente, gêne dans la respiration, râles nombreux, craquements secs et humides, matité s'étendant dans les fosses sus et sous épineuses droites, expiration prolongée, retentissement de la voix. L'examen des crachats me dé-

montra la présence de nombreux bacilles. L'examen du larynx me fit reconnaître deux ulcérations siégeant sur le
ventricule gauche et s'étendant sur une des cordes vocales.
L'examen microscopique du lait, répété pendant douze jours,
me fit reconnaître la présence des bacilles dans ce liquide.
L'enfant était maigre, les chairs molles, les muqueuses dé-
colorées. J'engageai la mère à ne plus nourrir son enfant.
Deux mois, après, elle succomba à la maladie.

Désirant savoir dans quel état se trouvait l'enfant, je constatai qu'il était très affaibli, nourri avec du lait de vache et
de la bouillie de farine et toussant assez souvent. Trois semaines après, il succombait à son tour sous l'influence d'une
méningite tuberculeuse aiguë.

DEUXIÈME OBSERVATION

Une femme âgée de 22 ans, née d'un père phtisique, a
joui d'une assez bonne santé jusqu'à l'âge de 19 ans, époque
où elle contracta une bronchite. Sept mois après, elle se
maria, devint enceinte, et accoucha heureusement. La toux
qui, pendant la grossesse, avait beaucoup diminué, devint
plus prononcée. Elle allaita son enfant qui, bien que parais-
sant assez bien portant au début, maigrit peu à peu et succomba à une granulie aiguë, le onzième mois. La mère
mourut trois mois après, d'une tuberculose miliaire.

TROISIÈME OBSERVATION

Dans les deux observations précédentes, il s'est agi de
deux enfants nés de mère phtisique et succombant très vite
à des méningites tuberculeuses. Dans cette troisième observation, c'est un enfant né de parents jouissant d'une parfaite
santé qui, allaité par une nourrice tuberculeuse, a succombé à
cette maladie.

Mme D..., âgée de 24 ans, née de parents bien portants,
ayant elle-même toujours joui d'une bonne santé, a eu 14
mois après son mariage avec un homme parfaitement sain,

n'ayant aucun antécédent dans sa famille, un bel enfant qui fut mis en nourrice à la campagne chez une femme d'une santé délicate, sujette à des rhumes. Six mois après l'enfant nous est présenté avec une petite toux sèche, convulsive. Nous fîmes un examen sérieux de la poitrine de la nourrice ; il nous fut facile de constater la présence d'une tuberculose au sommet du poumon gauche où existaient des craquements nombreux, de l'expiration prolongée. L'examen des crachats nous démontra la présence des bacilles. L'examen du lait de cette femme nous fit reconnaître également la présence de bacilles. Il était évident pour nous qu'il y avait nécessité de confier l'enfant à une autre nourrice. Ce qui fut fait. Malgré ce changement, l'enfant ne profita pas et, trois mois après, il succombait sous l'influence d'une méningite tuberculeuse aiguë.

QUATRIÈME OBSERVATION

Il s'agit d'un enfant né de parents sans antécédents, que fut allaité par une nourrice qui succomba des suites d'une toux chronique (phtisie). Cet enfant parut jouir d'une bonne santé jusqu'à l'âge de 14 ans, époque où il fut pris de bronchite chronique qui dégénéra en une phtisie à laquelle il succomba après 18 mois. Dans ce cas, il est évident que la maladie resta longtemps à l'état latent, avant d'arriver à sa fin.

De ces faits, pouvons-nous tirer une conclusion définitive ? Nous ne le pensons pas ; il faut recueillir de nombreuses observations très authentiques, avant de se prononcer.

La phtisie peut-elle être transmise par le virus vaccin ?

Nous avons fait à ce sujet des recherches nombreuses et du plus haut intérêt. Pour cela, nous avons vacciné plusieurs phtisiques et jamais nous n'avons pu constater la présence de bacilles dans le liquide vaccinal. Nous avons répété les expériences faites à l'école vétérinaire de Toulouse par le professeur Toussaint qui avait obtenu des lésions tuber-

culeuses à la suite d'inoculation avec le vaccin de pommelière, et aucun des cobayes auxquels nous avions inoculé
du virus vaccin recueilli sur des tuberculeux n'est devenu
phtisique.

Les expériences tentées par Fritz Schmidt à Munich
en inoculant le vaccin à des lapins n'ont produit aucun résultat. Ni Lothar Meyer, ni Bollinger, n'ont constaté la
présence des bacilles dans le virus vaccin recueilli sur
des tuberculeux. On peut donc conclure, jusqu'à preuve
du contraire, que le vaccin, provenant de tuberculeux, ne
renferme pas de bacilles et ne peut inoculer la tuberculose.

Il résulte évidemment de tous les faits que nous venons
d'exposer, que la transmission de la tuberculose s'opère
seulement de deux manières : 1° par les voies respiratoires ;
2° par les voies digestives. Dans le premier cas, c'est par
l'inhalation de l'air rejeté par les malades, qui a passé
sur les crachats des tuberculeux, par le contact des lèvres
que la maladie s'inocule. Dans le second cas, le lait provenant
de tuberculeux, de vaches pommelières, la viande des animaux atteints de cette maladie contenant des bacilles,
transmet la maladie, ainsi que de nombreuses expériences
en ont fourni la preuve.

Nous venons de passer en revue toutes les recherches
faites dans le but de trouver les causes capables de transmettre la tuberculose. Il est indispensable d'examiner les
opinions contraires. M. le docteur Leudet, de Rouen, a
adressé à l'Académie de médecine, dans sa séance du 14
avril dernier (1885), un mémoire du plus haut intérêt auquel nous croyons devoir emprunter de nombreux passages.
Ce savant praticien, dans le but de contribuer à éclairer le
mode de développement et surtout les conditions de propagation de la tuberculose pulmonaire, vient de publier un mémoire « dans lequel, dit-il, je viens faire connaître les
conclusions de recherches que j'ai entreprises depuis une
vingtaine d'années et, depuis lors, continuées sans interrup -
tion. » Son travail est intitulé: *La tuberculose dans les familles*.

Dans un nombre d'observations de plusieurs centaines de malades, M. Leudet a consigné, à côté des membres d'une famille frappés de phtisie, l'état de la santé des collatéraux indemnes de tuberculose, ce qui lui a permis d'obtenir des renseignements certains sur la santé antérieure. « La connaissance de ces faits, dit-il, est nécessaire pour essayer d'élucider la question d'aptitude, de terrain, de réceptivité.»

Dans ce travail, M. Leudet s'est attaché à démontrer combien était grande l'importance de l'aptitude morbide, à laquelle se rattache la question de l'hérédité, de la transmission en ligne directe pendant plusieurs générations, et à laquelle se rattache également la question de contagion, puisque certains auteurs ont considéré l'hérédité comme résultant de la transmission du germe morbide.

La propagation de la tuberculose (page 3 du mémoire) parmi les membres d'une même famille, qu'elle soit héréditaire ou non, soulève la question de la contagion: elle est subordonnée à des conditions d'aptitude ou de réceptivité, conditions qui dominent la question.

Le travail de M. Leudet renferme les observations suivantes qui lui servent de base :

55 fam. comprenant	415 pers. et ayant présenté par fam.	1 tub.
43 —	373 —	— — 2 —
25 —	320 —	— — 3 —
13 —	253 —	— 4 —
4 —	48 —	— — 5 —
1 —	19 —	— — 6 —
1 —	17 —	— — 7 —
1 —	40 —	— — 11 —
143 fam. —	1.485 pers.	— 312 tuberculeux.

Sur 415 individus appartenant à 55 familles, 55 individus seulement sont devenus tuberculeux, par contre 360 sont restés indemnes. Cette étude a porté sur 3 ou 4 générations dans chaque famille. M. Leudet étudie les conditions qui ont rendu aptes à contracter la tuberculose les 55 personnes, et les circonstances qui ont préservé les 360 autres personnes du développement de la maladie.

Les recherches, les observations recueillies par M. Leudet tendent à lui faire admettre comme cause unique, l'hérédité ; ainsi, à la page 7 de son mémoire, il s'explique nettement en disant : « Pour moi, le fait est certain, et je puis dire : Un fait incontesté et indiscutable domine toute l'histoire de la tuberculose ; c'est que la maladie, dans bon nombre de cas, est manifestement héréditaire. » Quelques lignes plus bas, M. Leudet hésite et cherche à l'expliquer : « Cette transmission est-elle directe, c'est-à-dire consiste-t-elle dans la transmission du germe, du bacille, ou dans l'aptitude, le terrain propre à féconder le principe morbide ; en un mot l'ascendant transmet-il au descendant le germe morbide ou le terrain de culture ? Les travaux de M. Landouzy et de M. H. Martin admettent cette transmission que combat le professeur de Kœnigsberg, Baumgarten, qui ne reconnaît comme cause que la contagion bacillaire (Uber latente Tuberculose).

En 1883, Debove s'exprimait sur ce sujet d'une manière plus précise : « Il semble, disait-il (*Progrès médical*, 1883) que le bacille ne suffit pas dans les conditions ordinaires pour produire la tuberculose, il faut encore qu'il rencontre un terrain favorable sur lequel il puisse se développer ; c'est ce dernier point qui intéresse la médecine. »

Nos recherches personnelles nous ont conduit à admettre comme une des causes principales l'inoculation soit par l'air ou l'alimentation. Toutefois, ainsi que nous l'avons dit plus haut, nous croyons, en attendant de nouvelles expériences, plus affirmatives, pouvoir admettre avec M. Landouzy, que le germe existait dans le liquide de la fécondation.

Il est un fait incontestable, c'est que la tuberculose héréditaire se manifeste toujours pendant la jeunesse, tandis que
la phtisie acquise, inoculée, se développe à tous les âges-
Cette opinion est celle admise par M. Hanot *(Nouveau dic-
tionnaire de médecine et de chirurgie)*. D'ailleurs la ma-
jorité des médecins admettent la transmissibilité ; comme
l'a dit M. Peter, on ne naît pas tuberculeux, on naît tuber-
culisable. Baumgarten est complètement opposé à la doctrine
de transmissibilité de l'aptitude morbide. Il n'admet pas
l'hérédité et ne considère la possibilité de la tuberculose que
par la contagion.

Dans nos recherches sur la santé des familles atteintes de
tuberculose, il est un fait qui nous a frappé souvent, c'est
que l'union d'un tuberculeux avec un individu issu d'une
famille dont plusieurs membres avaient compté des phtisiques avait toujours produit des enfants tuberculeux. Suivant le docteur Leudet : « C'est là la principale cause étiolo-
gique, le facteur indiscutable de ces dégénérescences qui
provoquent la mort de beaucoup de descendants, et même
l'extinction de la famille. » Le médecin a vu l'hérédité per-
sévérer dans une famille pendant plusieurs générations, et finir
par son extinction.

Pour quelques médecins, parmi lesquels nous remar-
quons M. le professeur Jaccoud, la transmissibilité de la
phtisie par la contagion n'est qu'un mode exceptionnel, tandis
que d'autres, tels que M. Debove, affirment : « que tout
phtisique a été contagionné par un autre phtisique. » Suivant M. le professeur Bouchard : « La contagion de la
phtisie, qui n'est pas impossible, pourrait être mise en
lumière par l'observation clinique, qui seule peut prononcer
sur ce point. »

Dans ses leçons cliniques à la faculté, M. Peter a cité
les recherches remarquables de M. Leudet sur la contagion
maritale dont il avait donné connaissance au Congrès d'hygiène de Genève, et qui embrassaient 74 familles : « Dans
61 ménages, l'un des conjoints était phtisique et l'autre
resta sain. Dans 13 ménages, les deux conjoints devinrent

successivement tuberculeux. Dans les 64 ménages où l'un des conjoints resta indemne, 38 fois la femme était tuberculeuse et le mari sain. Dans 23, le mari était tuberculeux et la femme saine. » A la page 19, le savant praticien de Rouen ajoute : « J'ai dit que dans 13 familles les deux conjoints sont devenus successivement phtisiques : six fois le mari fut atteint le premier ; sept fois ce fut la femme. »

Deux hommes et une femme avaient une sœur tuberculeuse. Parmi les sujets atteints les seconds, une femme avait une flexion vertébrale, une autre était scrofuleuse depuis l'enfance, un homme était diabétique. L'espace écoulé entre l'apparition de la tuberculose chez le mari et ultérieurement chez la femme, a été d'un ou deux ans, et dans les autres cas de huit, dix, douze ans. Le mari étant tuberculeux, la femme le devint au bout d'une année dans quatre cas, et dans les autres, après deux, six et neuf années.

En étudiant l'état de santé des enfants nés dans les familles, M. Leudet reconnut que sur 38 familles où la femme était phtisique, et le mari indemne, vingt et une eurent des enfants tuberculeux. Dans 23 familles où le mari était phtisique et la femme saine, la tuberculose se manifesta dans onze ménages qui eurent des enfants tuberculeux. Ces chiffres indiquent que le nombre des ménages qui eurent des enfants phtisiques fut de 21 sur 33. M. Leudet constata que la femme peut avoir des enfants tuberculeux, sans le devenir elle-même.

Plusieurs auteurs qui admettent la contagion invoquent en faveur de leur opinion la coëxistence, si souvent observée, de la tuberculose entre frères et sœurs. Suivant Smith, la proportion serait de 23 sur 100. Afin de vérifier l'exactitude de ces chiffres, M. Leudet sépare en plusieurs catégories les familles ayant eu des tuberculeux ; ainsi à la page 21, il dit : « Une première catégorie comprend 15 familles dont le père et la mère étaient phtisiques et dont les enfants le sont devenus dans un espace variant de 9 années. Ces familles présentaient 31 tuberculeux sur un total de 57 enfants. Les malades que j'ai observés appartenaient à la

classe aisée. » Bien que n'admettant pas la contagion, M.
Leudet assure dans ses conclusions que dans 33 familles
dont 15 étaient entachées de tuberculose, 73 enfants sur
124 devinrent tuberculeux.

On vient de voir l'opinion du professeur de Rouen sur
l'hérédité comme facteur de la tuberculose. Il nous paraît
utile de signaler encore l'opinion d'autres observateurs.
Ainsi MM. Barthez et Rilliet admettent pour la fréquence de
l'hérédité un 8e ; M. Cornil 38 pour 100, M. Mill 50 pour
100. Il y a 3 ans, le professeur Bokendalher a adressé au
corps médical du Schleswig-Holstein un questionnaire sur
les causes et le nombre de cas de phtisie héréditaire.
Les rapports qui lui ont été envoyés portent le chiffre à
47 pour 100 et indiquent que sur 729 mariages dans des
familles où la tuberculose était héréditaire, l'un des conjoints est devenu phtisique 33 fois ; au contraire, chez 938
conjoints parfaitement sains on en signale le double. Tous
les praticiens du Holstein ont affirmé que dans les villes
la tuberculose acquise était beaucoup plus fréquente que
la phtisie héréditaire. Nos observations, comme on le verra
plus loin, nous ont démontré qu'un certain nombre de cas
de tuberculose que l'on suppose héréditaires sont dus à la
contagion. Nous en citerons des observations.

Tous les auteurs sont d'accord pour admettre que la
phtisie ne se développe, le plus souvent, qu'après l'âge
de 14 ans ; mais que dès l'enfance, la méningite tuberculeuse
et la tuberculose du péritoine se manifestent dès la première année. M. Cornil a démontré que la scrofule, qui est
identique à la phtisie, détermine plus tard la tuberculose
pulmonaire. D'après les recherches très intéressantes de M.
Laudouzy, le sang du placenta renferme le germe de la
phtisie. Il a reproduit la tuberculose par l'inoculation de
ce sang, comme s'il s'était servi de matières tuberculeuses
contenant des bacilles.

De nombreuses objections ont été faites, et on a dit : Si
nous admettons avec M. Leudet, que dans une même
famille, plusieurs enfants peuvent échapper à la maladie,

qu'une et plusieurs générations sont préservées, il faut alors
admettre les conditions de l'hygiène, la misère physiologique,
l'affaiblissement de l'organisme, etc., que l'on devrait considérer comme les causes prédisposantes de la maladie devenue héréditaire.

Parmi les maladies qui peuvent être considérées comme
causes de la tuberculose, nous pouvons ajouter les suivantes :

Dans les hôpitaux consacrés à l'enfance, on voit un
certain nombre d'enfants atteints de rougeole devenir tuberculeux. Dans ces cas, la maladie revêt la forme miliaire,
et présente tous les caractères d'une véritable infection.
La coqueluche est caractérisée par un microbe spécial qui,
de même que celui de la rougeole, présente avec celui de
la tuberculose des relations admises par les observateurs et
provoquant la tuberculose (1). Il en est de même pour le virus
syphilitique, et tous les praticiens spéciaux, depuis Van
Swieten, Ricord, Fournier, ont reconnu la fréquence de la
tuberculose chez les syphilitiques. A côté des tumeurs gom-
meuses, de nature syphilitique, trouvées dans les poumons,
se voient des masses tuberculeuses dans lesquelles on observe
le bacille. Si beaucoup d'enfants syphilitiques deviennent
tuberculeux, c'est que ce virus appauvrissant l'organisme,
dispose l'individu à subir l'action du principe infectieux, à
faciliter la transmission du virus tuberculeux.

De nombreuses objections ont été opposées au principe
de la contagion. Ainsi des médecins disent que si elle était
positive, les cas de phtisie seraient beaucoup plus nombreux,
plus fréquents. Si on admettait ces objections, on arriverait
à nier toutes les contagions ; ainsi dans les épidémies de
choléra, dont la contagiosité est généralement admise,

---

(1) La coqueluche considérée pendant si longtemps comme le
résultat d'une inflammation spéciale des bronches, est due à un
microbe spécial qui présente avec le bacille des relations connues,
et qui réside plus spécialement sur la muqueuse laryngo-trachéale
et qui détermine très souvent la tuberculose des organes respiratoires.

devra-t-on la repousser parce que tous les individus d'une ville n'en sont pas atteints? La diphtérite qui fait tant de victimes dans les hôpitaux d'enfants, la variole ne seraient-elles pas contagieuses parce que tous les individus ne sont pas atteints par ces maladies?

Une objection très importante a été empruntée à la pathologie générale pour combattre l'idée de la contagion. On a dit que si la tuberculose est une maladie virulente, inoculable et transmissible, elle ne peut pas être spontanée, elle ne peut se transmettre que par contagion, inoculation ; quelques-uns ont affirmé que la tuberculose pouvait être spontanée, comme la morve et la variole. Cette objection est spécieuse, car malgré les recherches de M. Renaud, professeur d'histologie à la Faculté de médecine de Lyon, qui affirme que la morve se développe spontanément chez le cheval, nous ne pouvons partager cette opinion. Nous avons consulté à ce sujet des vétérinaires de l'armée qui nous ont assuré que, toutes les fois que la morve s'était déclarée dans une écurie, ils avaient fait des enquêtes qui leur avaient prouvé que la cause de la maladie provenait toujours du contact avec un cheval morveux. M. Bergeon, vétérinaire à Nice, chargé de soigner les chevaux des tramways, a toujours reconnu la contagion transmise par un cheval malade.

On a objecté aussi que, de même que la rage se développait spontanément chez la race canine, la tuberculose pouvait se manifester de même chez l'homme. On a dit que si la tuberculose est réellement une maladie virulente, inoculable et contagieuse, elle ne peut pas être spontanée, elle ne peut se développer qu'à la suite de contagion, d'inoculation ; or, il est incontestable, disent les adversaires de la contagion, qu'il existe des phtisies survenues en dehors de ces diverses conditions.

La scrofule peut-elle transmettre la tuberculose? Est-elle de nature parasitaire?

Il y a quelques années, les auteurs considéraient la scrofule comme une maladie spéciale. M. Quinquaud, dans son excellent ouvrage sur la scrofule, a reconnu que chez l'homme, il y avait un scrofuleux sur trois tuberculeux et chez la femme une sur 16. Suivant les observations recueillies à la clinique d'Ersmarck, 29 individus scrofuleux étaient nés de parents phtisiques. Il en a tiré la conclusion que chez les enfants la scrofule reconnaît pour origine la tuberculose de leurs parents. Tous les travaux récents de ces dernières années démontrent que dans toutes les lésions de nature scrofuleuse, ostéites suppurées, tumeurs blanches, glandes à l'état de ramollissement, plaies fistuleuses, on trouvait constamment le parasite bacillaire de la tuberculose. Ces deux maladies se succèdent l'une à l'autre et possèdent tous les caractères qui en forment une même identité. Les recherches, les observations faites en Allemagne, en France, en Angleterre, par Conheim, Schuller, Villemain, Landouzy, ont fourni la preuve que les produits scrofuleux produisaient les mêmes effets que les produits tuberculeux. Les nombreuses inoculations qu'ils ont pratiquées ont toujours déterminé la tuberculose locale et générale. M. Cornil a, de plus, constaté la présence du bacille de la tuberculose dans le lupus de nature scrofuleuse.

Suivant M. Hérard, les glandes suppurées sont, 19 fois sur 20, tuberculeuses. M. Féréol, qui a fait de nombreuses recherches sur ce sujet, a constaté dans les adénites comme dans les tumeurs fongueuses des os, non seulement les tubercules miliaires, les cellules géantes, mais aussi le bacille de la tuberculose qui est leur véritable caractéristique.

Chez les scrofuleux, la tuberculose se développe à l'âge de la puberté. Thilo a observé que sur 74 scrofuleux, 29 étaient nés de parents phtisiques. Il en conclut que la scrofule provient de la tuberculose des ascendants, de même que la tuberculose reconnaît pour origine la scrofule des parents, et que, par conséquent, ces deux maladies n'en forment qu'une seule.

On peut donc dire que la scrofule et la tuberculose sont intimement liées l'une à l'autre, que la scrofule est la tuberculose sous une forme différente, que la transmission est réelle ; mais qu'au lieu de s'être développée d'abord dans les poumons, elle s'est localisée dans les os, les glandes, les articulations et les organes sexuels.

Une des causes capables de développer la tuberculose doit être attribuée au diabète qui, d'après les travaux de Griesinger, est de nature tuberculeuse puisque l'on trouve les bacilles dans les crachats des diabétiques. Ritimeyer, Leyden les ont constatés dans les poumons de ces malades. Jusqu'à ce jour, il a été impossible de trouver une explication certaine du développement de la phtisie chez le diabétique. Il est fort difficile de connaître comment le diabétique devient tuberculeux. Suivant M. G. Sée, deux suppositions se présentent ; d'après la première, ce serait le sang glycémique qui formerait un liquide de culture favorable au développement du bacille ; ou bien, d'après la seconde, la tuberculose ne se développerait qu'à une période avancée de la maladie, quand l'individu est épuisé par les déperditions de glycose. Dans ce cas la transmission, la contagion n'auraient lieu qu'au moment où le terrain serait devenu propice. Le diabétique devient tuberculeux 45 fois sur 100.

La contagion maritale, dit le docteur Leudet (1), a été invoquée comme une preuve de la contagion de la tuberculose. Au Congrès de Genève, j'ai communiqué un fragment de mes recherches sur la contagion maritale. Depuis lors j'ai continué mon étude sur ce sujet ; mes résultats actuels sont que 74 ménages ont été analysés à ce point de vue. Dans 61, l'un des conjoints était tuberculeux, et l'autre resta indemne. Dans 13 ménages, les deux conjoints devinrent successivement tuberculeux. Sur les 61 ménages, où l'un des époux resta indemne, trente-huit fois la femme était tuberculeuse et le mari sain. Dans 23, le mari était tuberculeux et la femme resta indemne.

L'intervalle écoulé entre l'époque où la tuberculose fut constatée chez le conjoint tuberculeux et chez le conjoint indemne a été de :

_____

(1) Page 19.

1 à 5 ans dans 8 familles.
6 à 10 ans dans 12   —
11 à 15 ans dans 17   —
16 à 20 ans dans 11   —
22 à 25 ans dans 6   —
26 à 29 ans dans 4   —
34 ans   dans 1   —
38 ans   dans 1   —

Dans 13 familles, les deux conjoints sont devenus successivement tuberculeux, six fois le mari fut atteint le premier,
sept fois ce fut la femme. Deux hommes et une femme
avaient une sœur tuberculeuse. Parmi les sujets atteints
les seconds, une femme était scrofuleuse, un homme était
diabétique.

M. Leudet, étudiant l'état de santé des enfants nés dans
les familles où un seul des conjoints fut tuberculeux, trouva
que sur 38 familles où la femme était tuberculeuse et le
mari sain, il y eut 21 ménages où il constata des enfants
tuberculeux ; dans 23 familles où le mari était tuberculeux et
la femme saine, onze eurent des enfants phtisiques. Par
conséquent le nombre des familles qui eurent des enfants
phtisiques fut de 21 sur 33, non compris les familles stériles,
et dans la deuxième catégorie, de 11 sur 18. Il résulte
évidemment de ces observations que la femme peut avoir
des enfants tuberculeux sans être contagionnée.

En Angleterre, un médecin communiqua à la *British
medical association* un mémoire constatant que sur 100
familles où l'un des conjoints était tuberculeux, 80 fois
l'autre resta indemne. A Paris M. Poulet a également constaté que, sur soixante-quatre ménages où l'un des conjoints
était tuberculeux, la contagion ne s'était manifestée que deux
fois.

Cependant la contagion de la tuberculose a été très souvent observée entre frères et sœurs. D'après Smith, le nombre
des frères et sœurs atteints de phtisie serait de 23 sur
100. A la page 22, M. Leudet déclare que sur 18 familles
dont les pères et mères n'étaient pas tuberculeux et qui eu-

rent 67 enfants, il y en eut 42 de tuberculeux, tous très jeunes.

4 enfants avaient de 10 à 14 ans.
6 — de 15 à 19
7 — de 20 à 24
8 — de 25 à 29
1 — de 35 à 39
1 — de 40 à 45
1 — de 58 ans.

M. le docteur Leudet termine son remarquable travail par des conclusions dans lesquelles il dit : « La transmission héréditaire de la phtisie existe dans plus de moitié des cas.»

« La transmission héréditaire est plus fréquente dans la ligne maternelle que dans la ligne paternelle. »

« La contagion semble trouver un appui dans ce fait : que dans 33 familles, dont 15 étaient entachées de tuberculose héréditaire, 73 enfants sur 124 furent atteints de la tuberculose dans un espace de temps de 1 à 9 ans.

M. Leudet a étudié l'hérédité dans 143 familles, comprenant plusieurs branches.

L'hérédité de la mère aux enfants existe dans	57	familles.
— du père aux enfants —	21	—
— de la mère et du père ensemble	4	—
— de la grand-mère aux petits-enfants	1	—
— de l'oncle aux neveux et nièces.	7	—
— de la tante aux neveux	14	—
	104	familles.

D'après M. Leudet, « un fait incontesté, indiscutable, domine toute l'histoire de la tuberculose, c'est que la maladie, dans bon nombre de cas, est manifestement héréditaire. »

Les objections qui ont été faites à la contagiosité sont de deux ordres : les unes sont tirées des faits en eux-mêmes, les autres sont tirées de la pathologie générale. La plus importante est celle de l'hérédité, comme on vient de voir par les extraits du mémoire de M. Leudet. D'après les faits signalés, nous aurions eu, presque tous, des tuberculeux parmi nos ascendants et, par conséquent, nous serions disposés à devenir phtisiques.

Il est certain que la tuberculose étant une maladie très fréquente, on peut toujours, en remontant à plusieurs générations, trouver quelques membres de ces familles qui ont été atteints de la maladie. Ainsi, si le grand-oncle d'une jeune fille a été tuberculeux, sera-t-il permis de dire, si après son mariage elle est contagionnée par son mari, que les antécédents héréditaires existaient chez elle? Non, sans doute. N'est-il pas plus simple d'admettre la contagion, lorsqu'un individu sain, chez lequel on ne peut constater aucun antécédent héréditaire, vient à cohabiter avec un tuberculeux et qu'il contracte la maladie, que de rechercher la cause par une hérédité hypothétique sur l'influence de laquelle tous les adversaires de la contagion ne sont pas d'accord? D'autres adversaires de la contagion la rejettent parce que, suivant eux, si elle existait, les cas seraient plus fréquents, plus nombreux.

Il est certain que les faits observés et publiés sont peu nombreux ; cela tient à ce que les médecins n'avaient pas, jusqu'à présent, pris note des faits et ne les ont pas réunis. Si l'on admettait cette manière de voir, on serait amené à nier toutes les contagions ; or, dans les épidémies de choléra, de variole, de rougeole, etc., devra-t-on repousser la contagion parce que tous les individus n'en sont pas atteints?

On a prétendu que l'influence de fatigues prolongées occasionnées par les soins incessants que réclame un phtisique, surtout lorsque la maladie est avancée, par le chagrin de voir la mort arriver progressivement, par la privation de sommeil, d'exercice, par l'épuisement d'un dévouement soutenu pendant longtemps était la cause qui avait pu faire croire à la contagiosité de la tuberculose. Il est vrai que ces circonstances sont de fâcheuses conditions hygiéniques ; mais ne les retrouve-t-on pas dans toutes les autres maladies longues et douloureuses?

Nous avons mentionné le fait cité par Weber d'un mari
qui a contagionné quatre femmes, qui n'avait nul besoin
de leurs soins puisqu'il ne se croyait pas malade et parais-
sait jouir d'une bonne santé et n'a succombé que plus
tard, longtemps après sa quatrième femme, à la phtisie dont
il avait été atteint dans sa jeunesse.

Parmi les objections faites à la transmissibilité, à la contagion de la tuberculose, nous croyons devoir signaler celles
du professeur Peter. Dans la leçon d'ouverture de son
cours, M. Peter dit que les partisans de la théorie parasitaire
ont méconnu la distinction nécessaire entre la lésion et
la maladie, lorsqu'ils considèrent la tuberculose comme une
maladie parasitaire due à la présence du bacille. Suivant sa
critique, il y aurait, d'après les nouvelles idées préconisées,
deux tuberculoses : la tuberculose de l'ancien régime, maladie générale, spontanée, intrinsèque, créée par l'organisme
sous des influences inanitiantes et débilitantes ; la tuberculose du nouveau régime, qui est une maladie extrinsèque,
accidentelle, produite par l'invasion d'un corps étranger. D'a-
près cette manière de voir les choses, le bacille serait à la
fois la cause et le critérium de la nature de la maladie.

Cependant M. Peter veut bien reconnaître que la découverte de Koch a été une conquête pour l'anatomie patholo-
gique, et aussi une conquête pour la séméiotique, puisque
la présence du bacille nous permet de distinguer le crachat
d'un tuberculeux, d'un bronchitique vulgaire. En terminant
sa leçon, M. Peter explique pourquoi il n'est pas partisan
des doctrines parasitaires, qui tendent, dit-il, de plus en plus
à se répandre à la façon des parasites ; c'est qu'elles ont
le tort de prendre l'effet pour la cause, un produit morbide
pour un générateur de maladie, et l'analogue pour l'identique.

M. Peter peut-il nier que le parasite de la tuberculose
ne soit pas la cause, le générateur de la phtisie, puisqu'il
suffit d'une simple inoculation du microbe à un animal pour
que ce dernier devienne toujours tuberculeux ? Puisqu'il suffit
qu'un animal respire les spores contenus dans un crachat
desséché d'un phtisique pour que la phtisie se développe

fatalement dans son organisme ? Quelque spirituel que soit M. Peter, nous sommes certain qu'il se rendra à l'évidence, comme l'ont fait les détracteurs de M. Pasteur ; mais il est fâcheux de voir un journal tel que le *Figaro* insérer un pareil article que l'auteur n'a pas cru devoir signer. M. Peter voit dans ces expériences d'inoculation une manifestation éclatante de la spontanéité morbide ; c'est l'animal inoculé qui a engendré à la longue le bacille, par le fait même de la vie, sous l'influence des zooglées devenant de plus en plus nocives. Etrange idée de faire intervenir des zooglées là où elles n'existent pas !

On comprend la raison qui s'oppose chez certains médecins à rejeter la théorie parasitaire ; c'est que la notion du microbe dans les maladies en général modifie sur bien des points les idées générales qui doivent nous diriger dans la prophylaxie et la thérapeutique de ces maladies. La présence de microbes spécifiques dans certaines affections considérées autrefois comme diathésiques, nous donne l'espoir de pouvoir les éviter en nous mettant en garde contre toute occasion de contagion, de pénétration de ces micro-germes dans nos tissus, dans notre organisme. Tuer les microbes c'est une louable ambition, mais nous sommes loin encore de connaître quelles sont les voies multiples par lesquelles ils pénètrent dans l'organisme. S'il est relativement facile de stériliser un bouillon et d'empêcher avec un petit bouchon d'ouate qu'il reçoive des germes, on comprendra quelle difficulté on doit rencontrer pour stériliser l'organisme humain où l'air pénètre largement, où les liquides, les aliments, les gaz doivent circuler, où les contacts avec les milieux ambiants s'exercent par des surfaces toujours prêtes à l'absorption, mais les microbes que nous absorbons doivent-ils donc toujours fatalement se développer ?

Il en est de ces germes comme de ceux de nos végétaux. La nature les a jetés avec profusion, et quelques-uns d'entre eux, ceux seulement qui rencontrent un terrain et des conditions favorables, se développeront, germeront, pour donner à leur tour des producteurs de germes nouveaux. Quelques micro-germes peuvent pénétrer dans nos organes, y sommeiller, y rester stériles tant que le terrain n'est pas favorable ; dans l'organisme, nos tissus, nos milieux intérieurs ne réalisent pas les conditions de terrain favorables à l'éclosion de tous les germes de microbes qui peuvent y arriver, et tous les germes morbides ne s'y développent pas fatalement.

Il y a des conditions spéciales matérielles dont le secret nous échappe, mais qui n'en existent pas moins : ce sont des conditions de température, d'acidité, d'alcalinité, de composition chimique, et même d'antagonisme microbien.

Etant donné le nombre considérable de germes qui nous menacent, les voies multiples par où ils pénètrent, la difficulté de les atteindre par tous les parasiticides, il nous paraît plus facile de trouver des moyens de rendre notre organisme réfractaire aux parasites, que de nous en préserver ou de les détruire, même quand ils ont déjà envahi l'organisme.

Toute la question de terrain dans les maladies microbiennes est certainement vraie dans son ensemble ; l'organisme ne se prête pas aux développements de tous les microbes qu'il absorbe, il y a des conditions de réceptivité.

Comment résistons-nous aux microbes ?

Il y a des conditions physiques, chimiques, qui ont leur importance, cela est prouvé. Si nous savions quelles sont les conditions de terrain nécessaires à leur développement, si nous savions les réaliser sans nuire aux fonctions de nutrition de l'organisme, nous pourrions absorber impunément tous les microbes pathogènes.

Une fois le microbe développé, avons-nous le moyen de le détruire ? Dans ces affections microbiennes limitées, les parasiticides amènent la guérison ; mais quel moyen d'atteindre un microbe qui a envahi le sang, qui s'est infiltré dans tous les tissus ?

Les substances parasiticides pourraient empêcher le développement des microbes ; mais, en même temps, ne pourraient-ils pas entraver les fonctions de nutrition ? Dans cette crainte, pour lutter il faut soutenir les forces de l'organisme, veiller à la nutrition, entretenir les fonctions d'élimination.

L'envahissement de notre organisme n'est pas nécessairement fatal. Les microbes meurent souvent parce qu'ils n'ont pas trouvé en nous les éléments nécessaires à leur développement, parce que l'organisme a pu s'en débarrasser rapidement par les voies d'élimination. Nous sommes dans une période de transition, où les anciennes doctrines de pathologie générale sont ébranlées, mises en doute. Les nouvelles idées n'ont pas encore permis d'asseoir de solides doctrines ; il faut attendre avant d'établir de nouvelles classifications, que de nouvelles études sérieuses aient été faites.

De la prédisposition à la tuberculose

De même que le virus cholérique ne sévit que sur un certain nombre d'individus d'une localité pendant que règne l'épidémie, de même la tuberculose ne se développe que sur certaines individualités. Il faut pour qu'elle se manifeste, que le terrain de réceptivité soit favorable, que le sujet renferme les conditions de prédisposition. Il faut, comme le dit Bouchardat, qu'il soit sous l'influence de circonstances diverses, nombreuses, qui constituent la misère physiologique et qui sont considérées comme des causes prédisposantes et certaines de la tuberculose.

Tous les individus ne sont pas aptes à subir la contagion et leur organisme résiste à l'influence nocive du bacille, à son développement dans l'organisme. Certaines conditions sont nécessaires ; ainsi une alimentation insuffisante prolongée amène la déchéance presque complète de l'organisme qui n'offre plus au microbe la résistance suffisante pour s'opposer à son développement. Parmi ces causes, il faut

signaler l'agglomération des individus, les casernes, les mai-
sons d'éducation, les couvents, les ateliers, les prisons,
l'agglomération des villes. Dans tous ces milieux dont l'atmosphère est remplie de microphytes, les individus nouvellement
arrivés sont atteints facilement par le principe bacillaire
comme ils le sont par la fièvre typhoïde. Dans les couvents,
chez les jeunes religieuses, la mortalité par la tuberculose
croît depuis la première année jusqu'à la quatrième. En
Angleterre, en Allemagne, il meurt de phtisie les trois cin-
quièmes des prisonniers. En Algérie, la mortalité est de 60
tuberculeux sur 159 décès. Il est facile de se rendre
compte de ce nombre si considérable de décès d'individus
vivant dans ces agglomérations où ils respirent un air vicié,
insuffisant et insalubre, où l'acide carbonique domine, où
l'oxygène est en diminution et où se trouvent réunies toutes
les conditions d'affaiblissement de l'organisme capables de
produire un trouble profond dans toutes les fonctions de
la vie, de provoquer la misère physiologique et de favoriser
la réceptivité du principe de la tuberculose, du bacille, son
développement, et, par conséquent, de faciliter la contagion.
C'est dans ces milieux où l'on trouve dans l'air les bacilles,
leurs spores fournis par les poussières qui contiennent les
débris des crachats bacillaires projetés de tous côtés.

Tous les observateurs ont constaté le fait que c'est partout, sous toutes les latitudes, chaudes ou froides, que
les grands centres de population étaient les plus atteints, que
dans les campagnes le nombre des phtisiques était moindre,
surtout dans les localités où il n'existe pas de manufactures,
d'ateliers. M. Jaccoud avait signalé avec une juste raison
que dans les hautes vallées des Alpes, à Davos, à Saint-
Moritz, dont les altitudes sont voisines de 2000 mètres, la
phtisie semblait ne pas exister ; mais le mémoire du docteur
de La Harpe démontre que depuis ces dernières années,
où le nombre des tuberculeux allant chercher la santé dans
ces hautes régions avait considérablement augmenté, les
indigènes restés indemnes jusque-là ont été atteints par la
maladie et ont ainsi perdu leur immunité. Chaque année

arrivent à Allevard des phtisiques venant de la Chaux de Fonds, des localités voisines situées à plus de 1200 mètres, où la tuberculose était inconnue il y a 60 années. Elle s'est propagée parmi toute la population disséminée dans les chalets de la montagne par le contact, les rapports des habitants avec ceux vivant dans les ateliers d'horlogerie où la phtisie est très fréquente.

Réponse aux questions posées par la société de médecine des hôpitaux

Depuis 32 années que mes études ont été concentrées sur la tuberculose et les moyens de la guérir, en raison de cette longue pratique aux eaux d'Allevard, où se rendent chaque année un grand nombre de tuberculeux, j'ai recueilli un grand nombre d'observations de ces malades qui toutes ont été consignées dans mes rapports annuels à l'Académie de médecine. Il m'est donc possible de répondre aux questions de la société de médecine.

ANTÉCÉDENTS HÉRÉDITAIRES

Mes observations portent sur 176 malades.
L'hérédité a été étudiée chez 63 malades.

Du père aux enfants chez...................... 14
De la mère aux enfants........................ 22
Du père et de la mère.. 3
Du grand-père aux petits-enfants.............. 2
De la grand-mère.............................. 3
De l'oncle et de la tante..................... 19

La contagion a été produite chez 112 malades de la ma-manière suivante :

Entre conjoints partageant le même lit : 70, et n'ayant pas d'antécédents héréditaires.

Après la mort d'un des conjoints, 27 survivants avaient partagé le même lit pendant la 1re et la 2e période de la maladie. Chez tous ces malades, les plus grands soins de propreté avaient toujours été observés.

Les soins les plus soutenus, les plus affectueux, ont été donnés par les femmes à leurs maris, soins toujours partagés à la 3ᵉ période par des gardes-malades.

Parmi ces 112 familles, 16 enfants sont devenus tuber-culeux ; 7 avaient habité la chambre de leurs parents.

Je ne connais aucun cas de transmission par l'usage de vêtements, de literie ayant appartenu à un phtisique.

Les malades atteints de phtisie laryngée, pharyngée, com-muniquent facilement la tuberculose par les caresses entre époux et surtout des mères aux enfants, j'en ai relevé 27 observations. La marche de la maladie n'est pas plus rapide dans ce cas-là.

J'ai constaté quelques cas dans lesquels les nourrices atteintes de tuberculose ont transmis la maladie à leurs nourrissons. Quelques observations sont signalées dans ce mémoire.

Dans son travail, M. le Dr Musgrave Clay donne tous les détails de 111 tuberculeux chez lesquels la maladie a été reconnue contagieuse par les différents observateurs qui lui ont adressé leurs observations.

Tous ces faits observés, en Amérique, en Angleterre, en Suède, en Allemagne et en France sont la preuve évidente de la transmissibilité et de la contagion de la tuberculose, et il n'est pas besoin comme l'a fait M. Peter d'invoquer l'action des ptomaïnes et des leucomaïnes qui, suivant ce professeur, seraient les véritables causes de la tuberculose.

Il nous serait facile de citer ainsi des centaines d'observa-tions pour démontrer que la contagion de la tuberculose est réelle, tout en disant que si l'hérédité est encore considérée comme une des causes de la maladie, il faut attendre que de nouvelles recherches aient été faites sur la transmission de la maladie par l'acte de la génération, que les belles expériences de M. Landouzy aient été confirmées.

Les deux observations suivantes indiquent qu'une des causes de la laryngite tuberculeuse doit être attribuée à la contagion directe du bacille sur cet organe.

PREMIÈRE OBSERVATION

Dans la 1re, le malade âgé de 24 ans, d'une bonne constitution, ne présentait chez ses ascendants aucun cas de tuberculose. A la suite d'une partie de chasse pendant laquelle il eut à supporter une pluie froide, il fut pris d'une pharyngolaryngite aïguë, accompagnée de toux rauque et douloureuse. L'examen de la muqueuse du larynx démontra qu'elle était enflammée. L'auscultation et la percussion indiquèrent que les poumons étaient sains. Après 5 mois, ce malade n'éprouvant aucune amélioration, son médecin lui conseilla de se rendre à Allevard.

A son arrivée, j'examinais avec le plus grand soin l'état du larynx et je constatais la présence de deux ulcérations superficielles grises, siégeant l'une à la base de l'épiglotte et la seconde sur la muqueuse arythénoïdienne. L'examen des mucosités épaisses qui tapissaient le larynx me permit d'y constater la présence dès bacilles. L'auscultation faite à diverses reprises ne découvrit dans les poumons aucun signe télescopique pouvant indiquer l'existence de lésions dans ces organes. J'interrogeai le malade sur l'origine de sa maladie, sur ses débuts, sur ses habitudes. Il me raconta qu'il avait eu des relations avec une jeune fille qui toussait depuis longtemps et qu'il avait eu l'habitude d'embrasser sur les lèvres. Il devint évident pour moi que c'était par ces caresses répétées que la contagion avait eu lieu et que la tuberculose du larynx s'était développée. Sous l'influence des inhalations de gaz sulfhydrique le nombre des bacilles diminue peu à peu et quelques cautérisations des ulcérations déterminèrent, après un traitement d'un mois, la guérison de la laryngite. Il est certain que si les bacilles n'avaient pas été tués par le gaz, ils auraient pénétré dans les bronches et dans les poumons et une tuberculose pulmonaire se serait développée peu à peu, comme dans l'observation suivante.

DEUXIÈME OBSERVATION

Mme S..., âgée de 24 ans, née de père bien portant, mais d'une mère phtisique, morte il y a huit mois, a toujours été délicate, mal réglée, tousse depuis longtemps. Il y a 15 mois, elle a été prise d'enrouement, de douleurs au larynx. La toux sèche devint fréquente. Elle maigrit peu à peu et l'expectoration devint abondante. A son arrivée à Allevard, je constatai l'état suivant :

Toux fréquente, sensation douloureuse au larynx, difficulté dans la déglutition. L'examen du larynx démontre l'existence d'ulcérations grisâtres à la base de l'épiglotte et sur la muqueuse de la partie inférieure des cordes vocales. Toute la surface de la muqueuse est tapissée d'une couche de mucosités épaisses dans laquelle le microscope indique la présence des bacilles. L'auscultation de la poitrine démontre l'existence au sommet droit d'une matité assez étendue, d'expiration prolongée, de respiration rude, de râles nombreux, de craquements humides. L'examen des crachats indique la présence de nombreux bacilles. Cette dame nous assure que c'est en soignant sa mère qu'elle a commencé à éprouver de la gêne au larynx, que sa voix a perdu son timbre et que, quelques mois après, elle a maigri, qu'elle a eu une hémoptisie, de l'oppression, et que ses forces se sont affaiblies. Pendant 24 jours elle fut soumise à l'usage des salles d'inhalation gazeuse et peu à peu, le nombre des bacilles diminuant, la malade éprouva un mieux sensible. N'est-il pas évident qu'il y avait eu contagion, que le principe infectieux de la mère s'était transmis à la fille et que les bacilles développés à l'origine dans

le larynx, y avaient pullulé et avaient pénétré peu à peu
dans les poumons?

Dans cette observation comme dans la première, il y a
eu transmissibilité de la maladie.

Dans une communication faite à la Société de médecine
de la Loire, M. le docteur Reynaud cite une observation
très remarquable de contagion de tuberculose : « Au mois
de janvier dernier, dit ce praticien, je fus appelé comme
médecin cantonal auprès d'une jeune fille âgée de 26 ans.
Cette jeune fille présentait toutes les apparences d'une
tuberculose pulmonaire avancée.

« L'examen des antécédents personnels de la malade
accusait des privations et des souffrances physiques et
morales qui montraient que la tuberculose était acquise, et
que l'on ne pouvait incriminer l'hérédité, le père et la mère
jouissant d'une santé parfaite.

« Ces considérations présentent, comme on va le voir, une
certaine importance. En effet, après avoir prescrit un traitement approprié, j'allais sortir, lorsqu'on me dit qu'une
autre sœur, de 19 ans, commençait, elle aussi, à tousser
depuis quelque temps.

« Je l'interrogeai, j'appris qu'elle couchait avec sa sœur
depuis que celle-ci était malade, c'est-à-dire depuis envi-
ron trois ans.

« C'était depuis un an qu'elle commençait à tousser,
tout en continuant de travailler.

« Je vis dans le fait d'un lit commun à ces deux malades
une cause de contagion et je prescrivis immédiatement l'iso-
lement.

« Dans la chambre commune, il y avait deux lits, dont
l'un était occupé par les deux sœurs malades et l'autre par
le père et la mère ainsi qu'un enfant de 6 ans. Dans une
autre chambre couchaient deux sœurs plus jeunes.

« La sœur la plus malade ne tarda pas à succomber aux
suites de la tuberculose. Quant à l'autre sœur, la maladie
évolue rapidement.

« Depuis quelque temps, une des plus jeunes sœurs

s'est mise à tousser et je constate une phtisie commençante.

« Dans une chambre voisine et communiquant, séparée par une simple cloison, habite depuis 2 ans une famille composée de 3 personnes, du père, de la mère et d'une petite fille de 8 ans. Il y a un mois, j'ai été appelé à la soigner comme médecin des indigents. Elle toussait depuis deux mois et les signes stéthoscopiques étaient ceux de la phtisie. Son voisinage avec les deux autres filles tuberculeuses me frappa et, comme dans ces deux familles, j'acquis la certitude qu'il n'y avait jamais eu de phtisiques, j'en conclus que ces 3 malades s'étaient contagionnées. »

Ces faits n'indiquent-ils pas que la tuberculose est de nature contagieuse ?

Dans la séance de l'Académie de médecine du 2 février, M. Peter, l'adversaire le plus opposé de la théorie microbienne, s'emparant de la découverte du chimiste, M. Gauthier, au sujet des ptomaïnes et des leucomaïnes, substances extractives, de nature toxique, qui déterminent, suivant ce chimiste, dans l'organisme vivant, des accidents divers et qui produisent, les uns de l'hyperthermie, les autres de l'hypothermie, M. Peter n'admet pas non plus l'hérédité comme cause de la tuberculose. D'après lui, les études de M. Gauthier auront pour conséquence de débarrasser enfin la pathologie des théories microbiennes et des microbes. Ce professeur ajoute que si c'est au contact de la cellule vivante et agissante que se produisent les poisons décrits par ce chimiste, les microbes n'ont plus rien à faire et leur rôle est fini. De ce que M. Gauthier a montré que des alcaloïdes tels que la ptomaïne, produite par la décomposition des matières animales pendant la vie, pouvaient déterminer des empoisonnements auxquels le corps résiste par deux mécanismes : l'élimination du poison et sa destruction par la combustion à l'aide de l'oxygène du sang, est-ce un motif suffisant pour nier toutes les expériences microbiennes ?

M. Peter termine en disant :

« Deux missions scientifiques, au nom des doctrines pa-

rasitaires, ont été en Egypte chercher le microbe générateur du choléra. Koch avait cru le trouver, et n'ayant
pu le constater, il en est venu à admettre que le bacille vir-
gule n'engendre pas le choléra, mais qu'il agit par l'intermédiaire d'une ptomaïne, produit de sa sécrétion. »

Dans la séance du 13 décembre 1884, M. Doyen, chef
du laboratoire de M. Cornil, fait part à cette société savante
des recherches qui ont été faites, durant la récente épidémie, sur le contenu intestinal et les viscères d'un certain
nombre de cholériques. Dans toutes les autopsies faites
peu après la mort, nous avons trouvé, dit-il, dans le contenu et les tuniques de l'intestin des bacilles virgules. Nous
avons rencontré chez les cholériques, dans les viscères
où les bactéries s'accumulent de préférence au cours des
septicémies pathologiques et expérimentales, des bacilles
virgules semblables à ceux signalés par Koch.

Nous ajouterons qu'après MM. Koch et Nicati, nous avons
réussi à déterminer le choléra chez le cobaye et le chien.

Ce travail ne démontre-t-il pas que les objections de
M. Peter n'ont pas une valeur scientifique réelle ?

La culture du foie, de la rate d'un de ces animaux mort
le 11 décembre dernier, a déterminé sur la gélatine le développement de nombreux bacilles virgules et de quelques
autres bactéries qui, inoculées à un cobaye, ont déterminé un
choléra caractéristique.

Il est certain que M. Gauthier démontre la formation spon -
tanée dans l'organisme, d'alcaloïdes, par l'action vitale des
cellules ; il démontre leur toxicité; il explique quels sont les
moyens de destruction qui les rendent impuissants ; il isole
ces produits.

M. Peter affirme que l'esprit médical ne saurait hésiter désormais entre les doctrines parasitaires pleines, suivant lui,
de ténébreuses hypothèses et cette doctrine lumineuse autant que précise, qui explique les phénomènes de la vie
normale ou anormale par la vie même en action.

La découverte de ces alcaloïdes ne détruit en rien
toutes les expériences d'inoculation, de contagion des mi-

crobes faites au grand jour et donnant la preuve irréfutable
de leur existence, de leur développement et de leur transmissibilité. Ne doit-on pas plutôt les considérer comme
cause de désorganisation des forces de l'organisme ? Et les
ptomaïnes et les leucomaïnes, produits de la décomposition des matières animales, ne sont-elles pas le résultat des
altérations des tissus, du sang, de l'organisme, produites par
les microbes ? Loin d'être la cause, elles ne seraient que des
effets. Toutes les belles découvertes de M. Pasteur seraient
ainsi sans valeur.

Des effets nocifs des inhalations des gaz acide sulfhydrique sur les bacilles de la tuberculose

Ayant reconnu, à la suite d'un certain nombre de recherches microscopiques, faites avec le plus grand soin, que chez
les tuberculeux soumis à l'usage des salles d'inhalation
d'Allevard, à l'action directe des gaz qui composent l'atmosphère de ces salles, que le nombre des microbes contenus
dans les crachats diminuait progressivement à mesure de
la durée du traitement, que les malades affectés au 1er degré
et même au 2me degré, n'en rendaient plus après un certain
nombre de jours pendant lesquels ils avaient fait usage des
inhalations, je fis les deux expériences suivantes :

1° J'examinai les crachats aussitôt après avoir été expec-
torés ; ayant constaté qu'ils avaient des bacilles, j'inoculai de
suite sous la peau de deux lapins des parties de crachats
contenant le microbe. Un mois après les lapins étaient tuberculeux.

2° Je laissai séjourner pendant 20 minutes, dans l'atmosphère de la salle d'inhalation, des parties de ces mêmes

crachats. J'inoculai des parties de ces crachats à des lapins chez lesquels la tuberculose ne put pas se développer. Je répétai cette expérience, et l'inoculation ne put produire aucun résultat.

Que devais-je conclure de ces expériences comparatives et contradictoires ? c'est que l'inhalation de ces gaz avait tué le microbe. D'ailleurs, après en avoir essayé la culture, je n'obtins aucun résultat.

Je pouvais conclure de ces expériences que le bacillus est le caractère essentiel de la tuberculose, qu'on peut le considérer comme l'effet de la maladie. En présence de ce fait que l'inoculation des bacilles détermine la tuberculose chez les animaux, ne produit plus d'effet lorsque le bacille a été en contact avec les gaz sulfhydrique, carbonique et azote contenus dans l'air de ces salles d'inhalation d'Allevard, et que la culture en devient impossible, qu'il ne peut être inoculé et produire la maladie, n'est-on pas en droit de conclure ce qui suit :

Ces faits expliquent pourquoi la médication sulfureuse, au moyen des salles d'inhalation de gaz sulfhydrique, détermine si souvent à Allevard la guérison de la tuberculose au 1er degré et même quelquefois au 2e degré, améliore si souvent l'état des malades arrivés au 3e degré. Telle est l'explication que je suis en droit de donner sur les guérisons que j'ai obtenues depuis 27 années. Je me réserve, à la saison thermale prochaine, de recueillir de nouvelles observations de tuberculose à tous les degrés de la maladie. En attendant, je suis en droit de dire, d'après les faits que j'ai observés :

Le bacillus tuberculosus meurt au contact des gaz contenus dans les salles d'inhalation d'Allevard.

Quels sont ces gaz, et dans quelle proportion s'y trouvent-ils combinés ?

Il est évident qu'en étudiant la composition chimique de l'eau sulfureuse d'Allevard qui fournit par litre :

Produits gazeux	centimètres cubes
Gaz sulfhydrique libre......................	24.75
— carbonique...........................	97.00
— azote...............................	41.00

on comprend que ces gaz, dissous dans l'eau minérale, recueillis et amenés dans une salle, y formeraient une atmosphère dont la quantité de gaz pourrait être réglée à volonté, et qu'il serait facile de renouveler au moyen d'une ventilation régulière. En conséquence, je conçus l'idée, il y a 27 années, d'amener directement l'eau de la source, d'élever le jet à une certaine hauteur, de le faire retomber sous forme de pluie, ce qui permettrait au gaz de se dégager facilement et de se répandre dans la salle, lorsqu'elle eut été construite. Je recherchai, de concert avec M. Ossian Henri et le général Morin, conservateur du Conservatoire des Arts et Métiers de Paris, quelle pouvait être la composition chimique de l'atmosphère de cette salle. Les diverses analyses que nous fîmes nous démontrèrent qu'un individu qui séjourne pendant une heure dans cette salle, et qui fait pénétrer dans ses poumons 320 litres d'air, quantité moyenne que la respiration fait passer dans les organes respiratoires pendant ce temps, respire :

Gaz acide	sulfhydrique.......	52 lit.	94 ⎫
—	carbonique.........	30	288
—	azote	210	»
—	oxygène	63	52 ⎭

Ces chiffres nous indiquent que les malades respirent par heure 52 litres 1/2 de gaz sulfhydrique, qui tue les bacilles ; ainsi s'expliqueraient les guérisons obtenues à Allevard de phtisie au 1er degré et même au 2e ; mais au 3e degré, lorsque la fonte des tubercules a produit des cavernes, a désorganisé le tissu pulmonaire, le nombre des bacilles augmente en raison des lésions constatées par l'auscultation.

L'inhalation à laquelle on soumet les malades fait diminuer le nombre des bacilles, et, à mesure qu'ils éprouvent de l'amélioration, les recherches microscopiques indiquent une diminution du nombre des bacilles dans les crachats des malades.

Au 3e degré, alors que les crachats contiennent une grande quantité de pus, les bacilles deviennent extrêmement nombreux, et, bien que l'inhalation en fasse diminuer la quantité, la maladie suivant sa marche progressive, les microbes se développent avec une extrême facilité.

En présence des faits observés à Allevard par l'inhalation des gaz, il était indispensable de faire des expériences comparatives, afin de savoir quel était l'agent de destruction du microbe.

Recherches concernant l'action du gaz sulfhydrique pur sur le bacillus tuberculosus

Connaissant les travaux de Froschauer en Allemagne, sur l'action de l'inhalation du gaz sulfhydré pur, comme préservatif des affections contagieuses par leurs microbes, insérés dans son mémoire publié en 1881, et ayant recueilli à Allevard de nombreuses observations me prouvant que depuis leur création, il ne s'était développé dans ces salles aucune moisissure, que les substances fermentescibles ne pouvaient s'y développer, bien qu'elles présentassent toutes les conditions d'humidité de température pouvant donner lieu au développement de champignons, de microcoques, etc., je fis les expériences comparatives suivantes, confirmant les faits avancés par Froschauer.

Ce savant a publié les faits suivants :

1° Lorsqu'on place un morceau de citron dans une atmosphère d'hydrogène sulfuré, les moisissures ordinaires ne l'envahissent pas. Il en est de même du pain, de la crême, du fromage ;

2° Les souris auxquelles on inocule le virus septique, résistent parfaitement à cette inoculation, à la condition de les placer dans une atmosphère légèrement sulfhydrée. D'autres souris, au contraire, inoculées de la même façon, mais laissées à l'air libre, succombent rapidement ;

3° Enfin, les moutons inoculés de la clavelée échappent à cette maladie quand on les oblige à inhaler un peu d'hydrogène sulfuré, tandis qu'un autre groupe de ces animaux, abandonné à l'air libre sans ce traitement, prend l'affection virulente et meurt.

Tenant compte des faits avancés par le savant allemand Frauschauer, nous avons fait les expériences suivantes : nous avons pris quatre souris, nous les avons inoculées en leur injectant sous la peau des parties de crachats contenant des bacilles. Nous avons placé deux de ces souris dans une cage et dans une des salles d'inhalation, où elles ont séjourné pendant un mois, respirant l'air de ces salles, tandis que les deux autres souris sont restées à l'air libre. Après six semaines, les deux souris qui étaient restées sous l'action des gaz de la salle furent tuées, et l'autopsie permit de constater qu'elles n'avaient aucune trace de tuberculisation, tandis que les deux autres étaient remplies de tubercules.

Depuis le 10 novembre, jusqu'à ce jour, 8 février, nous avons expérimenté séparément chacun des gaz contenus dans l'eau d'Allevard, afin de bien connaître l'action de chacun d'eux sur la tuberculose, sur le bacillius. Voici comment nous avons opéré :

Pour obtenir le gaz sulfhydrique pur, nous avons remplacé les flacons de Woulf, de l'appareil ordinaire, par une éprouvette reliée directement au flacon laveur, et nous avons pu recueillir le gaz sur l'eau. Les chimistes allemands possèdent un appareil particulier qui permet d'obtenir extemporairement le gaz, en ouvrant simplement un robinet ; il est construit sur le principe de la lampe de Gay-Lussac, et connu sous le nom d'appareil de Kipp.

Dans nos expériences nous avons recherché quelle était la quantité de gaz sulfhydrique qu'un malade pouvait respirer sans en être incommodé, et nous avons adopté pour ces inhalations le gaz qui se dégage de flacons d'eau saturée de gaz sulfhydrique par deux volumes pour 1 volume d'eau répandue dans l'atmosphère d'une salle, donnant ainsi par litre d'air que le malade respire 24 centimètres cubes de gaz.

Nous croyons devoir rapporter à l'appui les quatre observations suivantes :

PREMIÈRE OBSERVATION

Ayant constaté dans les crachats d'un malade de la Suisse, qui nous a été adressé à Nice par M. le docteur Mayor, la présence d'un grand nombre de bacilles, nous avons recueilli quelques crachats du matin. Nous en avons inoculé des fragments, avec une lancette préalablement flambée à la lampe à esprit de vin, à deux lapins et à deux cobayes, les uns le 12 novembre dernier, et les autres, le 19. Dès le vingtième jour, les deux cobayes étaient malades, et leur autopsie faite le 5 janvier me démontra qu'ils étaient complètement tuberculeux. Ils étaient restés à l'air libre, tandis que les deux autres lapins, qui avaient été pendant trois semaines, soumis trois fois par jour à l'inhalation du gaz sulfhydrique pur, et pendant une demi-heure, sont restés bien portants. Leur autopsie, faite il y a trois jours, m'a permis de constater que tous les organes étaient parfaitement sains.

DEUXIÈME OBSERVATION

Ayant fait cracher le malade dans un petit ballon plongé dans un récipient à la température de 36°, nous avons fait pénétrer un léger courant de gaz sulfhydrique à 3 0/0. Au bout de 10 minutes, nous avons inoculé des parties de ces crachats à deux lapins, le 21 novembre. Ces animaux ont vécu jusqu'au 2 février en parfaite santé.

Nous nous étions assuré que les crachats inoculés renfermaient des bacilles. La culture faite avec les portions de ces crachats qui n'avaient pas été exposés à l'action du gaz sulfhydrique, après trois semaines renfermait de nombreux bacilles, qui, inoculés à des cobayes, communiquèrent la tuberculose à ces petits animaux.

Ayant placé dans du bouillon de poulet des parties de crachats préalablement soumis à un courant d'acide sulfhydrique,
il ne s'est produit aucune culture.

TROISIÈME OBSERVATION

Nous avons soumis ce malade à l'inhalation du gaz sulfhydrique pur, en faisant dégager dans sa chambre fort petite, la quantité de 3 °/₀ de gaz. Ces inhalations sont renouvelées quatre fois par jour et pendant 15 minutes. Les crachats examinés après 12 jours contenaient moins de bacilles.
Nous répétons les recherches tous les deux jours, pour nous
assurer si réellement le nombre des microbes diminuait progressivement. Nous constatons les mêmes phénomènes que
nous avions observés à Allevard chez les phtisiques respirant
dans les salles et dont le nombre diminuait à mesure que les
malades se trouvaient mieux. Après 27 jours d'inhalation,
alors que la surface cutanée, que la sueur répandait une
odeur caractéristique de soufre, que les crachats renfermaient du sulfure de sodium, l'inoculation des crachats recueillis, faite sur un cobaye, n'a pu produire la tuberculose
chez ce petit animal. Il nous parut évident que le gaz sulfhydrique avait détruit les bacilles.

QUATRIÈME OBSERVATION

Voulant imiter la méthode des inhalations usitées à Allevard, nous faisons inhaler du gaz sulfhydrique pur à une
malade atteinte de tuberculose au deuxième degré, en faisant dégager ce gaz préalablement dissous dans l'eau, à la
dose de vingt-sept centimètres cubes par litre.

Nous nous servons d'un récipient en zinc, métal qui n'est
pas attaquable par le gaz et contenant 50 litres d'eau. Ce
récipient est placé à 3 mètres 40 centimètres du sol.
Le fond est percé d'une petite ouverture d'où l'eau s'écoule
par un jet de 2 centimètres ; l'eau tombe de cette hauteur
dans un large vase en zinc et laisse dégager le gaz dissous

dans l'eau, que le malade respire quatre fois par jour pendant quinze minutes.

Le malade s'est très vite habitué à la respiration de ce gaz et voici ce que nous avons observé :

Les crachats ayant été examinés avant l'expérience, nous y avons constaté la présence du microbe en plus ou moins grande quantité, suivant que nous examinions ceux du matin ou ceux du soir. Dès le dixième jour, le nombre des bacilles avait diminué ; nous avons renouvelé ces recherches tous les trois jours jusqu'au 23 janvier, et nous nous sommes assuré que leur nombre était devenu très minime. L'état de la malade s'était amélioré et après un mois ou trois semaines, elle reprendra ce mode de traitement.

Ces faits, bien observés, démontrent évidemment que le gaz sulfhydrique inhalé dans les proportions de 24 à 25 centimètres cubes par litre d'air ou 3 0/0, non seulement détruit le bacille, mais s'oppose à sa prolifération dans les voies respiratoires. Le contact de ce gaz tuant le microbe ne permet pas sa culture.

Encouragé par ces faits bien observés, nous allons continuer nos expériences dont nous publierons les résultats, et qui nous démontrent la portée de la découverte importante que nous avons faite.

CONCLUSIONS

Il résulte de toutes les expériences que nous venons d'exposer, que nous avons le droit de conclure :

1° La présence du bacillus tuberculosus de Koch se trouve d'une manière constante dans les crachats de tous les tuberculeux.

2° Leur présence facilite le diagnostic, lorsque les signes stéthoscopiques sont insuffisants. Elle vient à l'appui de l'auscultation.

3° Leur nombre varie suivant le degré de la maladie et la lenteur de sa marche.

4° Dans la phtisie aiguë, les bacilles sont en nombre incalculable, augmentant avec l'intensité et la progression de la maladie.

5° Existe-t-il un moyen rationnel, pratique, capable de détruire le microbe et de guérir la tuberculose ou de l'enrayer dans sa marche ?

6° Les observations que nous avons recueillies à Allevard, depuis vingt-sept années que nous y avons créé la méthode des inhalations gazeuses, nos recherches microscopiques que nous venons d'exposer, les guérisons de tuberculose au premier degré, obtenues chaque année à Allevard par le séjour des malades dans les salles d'inhalation de gaz sulfhydrique fourni par l'eau d'Allevard ; les améliorations et les guérisons obtenues au deuxième degré de la maladie ; les améliorations observées au troisième degré bien constatées chez des malades n'ayant qu'une caverne, les expériences que nous avons faites sur l'inhalation du gaz sulfhydrique, nous autorisent à dire :

Les bacilles meurent soit au contact du gaz sulfhydrique qui entre dans la composition de l'atmosphère des salles d'inhalation gazeuse d'Allevard, soit au contact du gaz sulfhydrique pur, et la tuberculose peut être modifiée et guérie par cet agent thérapeutique.

M. le professeur Verneuil ayant adressé une lettre insérée dans les journaux de médecine de février dernier, où il convie les travailleurs à chercher les moyens de guérir de la tuberculose, j'ai répondu à cette lettre en lui exposant toutes mes recherches. J'ai, en même temps, adressé à M. Pasteur et à l'Académie des Sciences la lettre suivante :

Monsieur le Président de l'Académie des sciences,

Permettez-moi de vous adresser un mémoire qui a été déposé en mon nom, à l'Académie de médecine, par M. le docteur Bourdon, dans la séance du 29 janvier 1884. Dans ce travail se trouvent consignées les expériences que j'ai faites, soit à l'établissement thermal d'Allevard, soit à Nice où je passe mes hivers, pour démontrer que l'inhalation du gaz sulfhydrique jouissait de la propriété de détruire le bacille de la tuberculose et pouvait guérir cette maladie, soit au début au 1er degré, soit même au 2e, si les lésions pulmonaires ne sont pas trop graves ; qu'au 3e degré on pouvait soulager le malade.

Vous trouverez mes expériences sur les cobayes et les lapins, expériences que je continue depuis deux années. Vous verrez dans mon mémoire comment je suis arrivé à cette découverte.

Au mois d'août dernier, pendant la réunion à Grenoble du Congrès de l'Association française pour l'avancement des sciences, j'ai fait une communication sur ce sujet. Une grande partie de cette communication va être insérée dans le volume des comptes rendus de cette société.

Le 18 août, la section de l'Association se rendit à Allevard pour visiter l'installation des salles d'inhalation que j'ai créées dans cet établissement thermal. J'exposai aux membres du Congrès mes expériences sur l'action du gaz sulfhydrique dans la phtisie et sur le bacille de cette maladie.

Depuis la publication de mes expériences, un médecin de la faculté de Montpellier est venu m'apporter sa thèse, intitulée : *Recherches expérimentales sur le bacille de la tuberculose, sa culture et son degré de résistance à quelques agents.*

A la page 52, M. le docteur Pilatte s'exprime ainsi : « C'est la communication du docteur Niepce à l'Académie qui a fait naître dans mon esprit l'idée de ma thèse. L'action de l'hydrogène sulfuré sur le bacille a été signalée pour la première fois par le docteur Niepce d'Allevard. Ce praticien avait remarqué que les bacilles devenaient plus rares et disparaissaient dans les crachats des tuberculeux, des phtisiques, faisant des inhalations dans les salles de l'établissement thermal. Comme il faisait des inoculations à des lapins et des cobayes, il remarqua qu'il n'obtenait aucune inoculation, aucune infection, lorsqu'il se servait de crachats ayant séjourné seulement dix minutes dans les salles d'inhalation dont la température était de 30 degrés, il essaya alors l'action directe de l'hydrogène sulfuré sur une émulsion de crachats et constata que le passage de ce gaz neutralisait ce liquide essentiellement virulent avant son contact avec le gaz. »

C'est au laboratoire de la faculté de Montpellier, avec le concours de deux professeurs, MM. Cavalier et Mairet, que le docteur Pilatte fit ses expériences pendant six mois sur *tous les antiseptiques connus* et qui confirment l'exactitude des faits que j'ai publiés dans mon mémoire.

Il suivit la technique que j'avais indiquée dans mon mémoire à l'Académie.

Il prit des crachats contenant de très nombreux bacilles avec lesquels il fit une émulsion répartie dans 5 flacons.

L'un de ces flacons a été mis à l'abri de tout contact avec l'hydrogène sulfuré.

Le second a été exposé pendant 5 minutes à l'atmosphère d'une salle où l'on préparait le gaz.

Les 3e, 4e et 5e flacons ont été traversés pendant un quart d'heure par un courant de gaz.

Le sujet inoculé avec l'émulsion franche de tout contact avec l'hydrogène sulfuré est mort tuberculeux le 53e jour. Le lapin inoculé avec l'émulsion exposée à l'atmosphère de la pièce est mort au 20ᵉ jour ; les 3 autres lapins, tués au 69ᵉ jour, ont été reconnus *sains*.

Pendant les deux dernières années et pendant toute la durée des saisons thermales d'Allevard, j'ai répété toutes mes cultures et je suis arrivé aux conclusions suivantes :

Toute culture faite avec des fragments de crachats bacillaires ayant subi l'action du gaz sulfhydrique dans les salles d'inhalations reste stérile.

Imitant les procédés et les remarquables expériences de M. Pasteur, j'ai étudié et je continue mes recherches dans le but de voir si au moyen de cultures atténuées successivement, on pourrait trouver un virus vaccin de la tuberculose.

Voici quels ont été les résultats que j'ai obtenus :

Un fragment de crachat bacillaire a été introduit dans un flacon stérilisé. Après 17 jours, un fragment pris dans le premier flacon dans lequel les bacilles avaient proliféré, a été introduit dans un deuxième flacon, puis, après le développement des bacilles dans ce flacon, j'ai continué 15 cultures successives en employant des parties de la culture précédente.

Le 10 juillet, dans une première expérience, deux cobayes ont été inoculés avec une partie de la première culture, les deux sujets sont devenus tuberculeux.

Le même jour, deux cobayes et un lapin ont été inoculés avec le produit de la deuxième culture. Les trois sujets sont devenus tuberculeux après 47 jours. Le 12, des parties de la troisième culture ont été injectées à trois cobayes ; l'un est resté indemne après 76 jours, les deux autres sont devenus tuberculeux.

Le 14, une solution de la quatrième culture a été injectée dans le poumon avec la seringue de Pravaz. Ils sont devenus tuberculeux après 67 jours.

Le même jour, 4 cobayes ont été injectés avec la cinquième culture. La tuberculisation a été très lente à se développer. Chez trois sujets, tués le 90ᵉ jour, il fut constaté qu'il n'existait que quelques tubercules disséminés, un seul est resté indemne.

Le 2 août, deux cobayes et un lapin ont été inoculés avec

des parties de la sixième culture, deux ne sont pas devenus tuberculeux.

Le même jour, deux lapins ont été inoculés avec la huitième culture, l'un est devenu phtisique, l'autre est resté sain.

Le 10 août, 4 cobayes ont été inoculés avec la neuvième culture, 3 étaient sains après 5 mois.

Les sujets inoculés avec la 10e, 11e, 12e cultures ont tous été indisposés. Ils avaient perdu l'appétit pendant quelques jours, puis ils sont devenus bien portants. Sur 12 animaux, un seul a pris la maladie.

Ces faits, observés avec le plus grand soin, sont la preuve certaine de l'atténuation du virus. Une observation importante à signaler, c'est qu'à partir de la 7e culture, les sujets inoculés ont été malades pendant quelques jours, puis sont revenus à la santé. Ils avaient perdu l'appétit et maigri.

Ces expériences de culture ont été répétées pendant 18 mois et les résultats obtenus ont présenté peu de différence.

Voulant m'assurer si les inoculations de bacilles provenant d'un phtisique faites à des cobayes restés sains après six mois d'inoculation de cultures atténuées pouvaient devenir tuberculeux, j'ai fait les expériences suivantes, d'après les procédés de M. Pasteur :

J'ai inoculé 7 cobayes avec des parties de crachats provenant d'un phtisique au 3e degré, ayant une large caverne au poumon droit. Un cobaye et un lapin ont été laissés en observation. Les cinq autres ont été inoculés tous les deux jours avec des parties provenant de 12 cultures successives et atténuées en commençant par les plus récentes, la dernière. Après 46 jours, les deux sujets restés en observation, qui n'avaient pas été inoculés avec les cultures atténuées, devinrent tuberculeux. Sur les 4 autres, un seul devint tuberculeux après 76 jours et les autres sont bien portants après 6 mois et demi.

Ces expériences ont été renouvelées plusieurs fois et les résultats de l'inoculation, en suivant le procédé de M. Pasteur, de 8 cobayes ou lapins n'a produit qu'une fois tuberculisation dont le développement a été retardé de 3 mois.

Tels sont les résultats que j'ai obtenus.

Quelle conclusion m'est-il permis d'en tirer ?

Je crois qu'il faut attendre que des faits nombreux, que les expériences aient été multipliées pour être en droit d'affirmer qu'il serait possible de trouver un virus vaccin atténué pouvant prévenir le développement de la tuberculose ; mais, en attendant, je me permets de constater la vérité du fait que j'avais signalé à l'Académie de médecine de l'action *nocive du gaz sulfhydrique* sur le bacille de la tuberculose, fait confirmé par les expériences faites au laboratoire de la Faculté de médecine de Montpellier et signalé dans la thèse du docteur Pilatte dans ses conclusions : « De tous les agents antiseptiques passés en revue, l'hydrogène sulfuré exerce *l'action la plus énergique*, tant au point de vue de l'entrave apportée au developpement du bacille qu'au point de vue de la destruction de la virulence. »

D'ailleurs les faits nombreux cliniques de guérison obtenus et recueillis depuis plus de 20 années chez un grand nombre de phtisiques traités à Allevard par la méthode des inhalations gazeuses que j'avais créée et qui, depuis, a été adoptée par plusieurs établissements thermaux, attestent la valeur curative de l'inhalation du gaz sulfhydrique, action curative constatée par tous les médecins qui sont venus visiter Allevard, MM. Adelon, Trousseaux, Hardy, Potain, Constantin Paul, Guesneau de Mussy, Bergeron, Bourdon, Teissier, Ollier, etc., de l'Académie de médecine.

Grenoble. —Imp. BREYNAT et Cie.

ADDENDA

A placer avant le dernier alinéa de la page 48 :

Cependant depuis 1869 M. Jaccoud admettait la contagiosité de la tuberculose. Il cite à la page 303 de ses leçons cliniques le résumé suivant d'une observation de Weber.

Dans l'automne de 1872, un ouvrier, sa femme et cinq enfants viennent habiter dans un village du Danemark une petite chambre ou vivait déjà une famille composée du mari, de la femme et d'un fils adulte affecté de phtisie. Ils restent dans ce milieu que l'encombrement et le confinement rendaient vraiment toxique par suite de la présence du malade. Ils se retirent dans une habitation plus salubre ; déjà au temps de Noël les cinq enfants qui avaient toujours été bien portants, qui n'étaient point scrofuleux, étaient affectés de tuberculose à évolution destructive qui les a tués tous les cinq après une durée respective de 7 semaines, 3 mois, 3 mois 1\2, 6 mois et 7 mois. La jeune fille de 15 ans qui n'avait séjourné qu'un seul jour dans cette chambre infecte, fut atteinte comme ses frères et succomba.

A placer avant le dernier alinéa de la page 56 :

M. le Professeur Jaccoud, dans ses remarquables leçons sur la phtisie pulmonaire, s'exprime ainsi au sujet de l'hérédité (1).

« Les expériences de M. Landouzy et Martin tendent à prouver l'hérédité du germe de la tuberculose et non pas seulement l'hérédité d'une disposition spéciale (terrain) à contracter la maladie. Vous savez que l'on ne trouve presque jamais de tubercules chez les nouveaux-nés de parents tuberculeux ; en présence de ce fait on a dû admettre que l'hérédité en pareille circonstance transmet simplement une qualité particulière de l'organisme ou du terrain, en un mot une prédisposition définie qui le rend plus apte qu'un autre à subir les atteintes de la tuberculose. Telle est la doctrine classique en cette matière ; or les expériences de M. Landouzy et Martin montrent qu'il y a ici quelque chose de plus et qu'en l'absence de tout tubercule appréciable les tissus d'un organisme né de parents tuberculeux sont pourtant tuberculeux eux-mêmes en ce sens qu'ils renferment le germe de la tuberculose et qu'ils possèdent la propriété de provoquer la tuberculose par inoculation à d'autres organismes ».

Plus loin M. Jaccoud ajoute :

« L'hérédité ne transmet pas seulement les propriétés caractéristiques de l'espèce ; elle transmet aussi les propriétés individuelles, et dans l'ordre médical on peut dire sans exagération aucune que l'hérédité transmet l'ensemble des propriétés constitutionnelles actives existant chez les générateurs au moment de la génération, par suite le tuberculeux engendre un tuberculeux. Qu'il ait ou non des tubercules au moment de sa naissance cela importe peu ; le produit dégénérateur affecté de tuberculose en activité est tuberculeux d'essence et d'origine, la tuberculose lui est inhérente, elle fait partie

(1) Jaccoud (18e leçon sur la phtisie pulmonaire).

de son être, plus tard elle se développera ou s'éteindra sans avoir manifesté son activité, c'est une autre question, et c'est justement en raison de cette puissance de l'hérédité que j'ai formulé dans mes leçons le précepte suivant : « Dans un groupe de cas malheureusement trop nombreux, la prophylaxie doit commencer dès le berceau, dès la naissance ; il en est ainsi pour les enfants des familles dans lesquelles on a à redouter la transmission héréditaire de la maladie. »

M. Jaccoud admet page 284 de ses leçons cliniques, les cinq propositions suivantes :

1° La tuberculose est une maladie infectieuse transmissible.

2° La transmission expérimentale a lieu par inoculation, par injestion, par inhalation, plus rarement par l'alimentation.

3° Cette transmission expérimentale donne lieu le plus souvent à une tuberculose miliaire généralisée mais par la méthode de l'inhalation on peut obtenir une tuberculose bornée aux poumons avec formations caverneuses.

4° L'agent infectant dans la tuberculose est un microbe spécial, le bacille, la tuberculose est donc une affection parasitaire.

5° Le bacille est l'agent de la transmission expérimentale.

Du Germe de la Tuberculose

Dans un mémoire adressé il y a trois ans, à l'Académie de médecine, nous avions annoncé que nous avions constaté dans le liquide spermatique d'un tuberculeux, la présence du bacille; de leur côté, MM. Laudouzy et Martin avaient également constaté ce fait (1). Dans un mémoire très remarquable adressé à la Société médicale des hôpitaux, dans la séance du 9 avril dernier, M. Laudouzy annonce que dans le cours de l'année 1885, à la crêche de l'hôpital Tenon, qui compte à côté de 26 lits de mère, 26 berceaux d'enfants, le nombre des enfants de moins de deux ans dont l'autopsie a été faite, s'est élevé à 36, sur 11 desquels on a constaté la tuberculose. Ces enfants du premier âge sont tous entrés tuberculeux, la maladie n'est donc pas imputable au milieu mesocomial de l'hôpital. Toutes les mères étaient tuberculeuses. On est donc en droit de dire, les parents en puissance de tuberculose ont, comme les parents en puissance de syphilis, deux manières de contaminer leur descendance.

La transmission de la tuberculose aux enfants se conçoit de deux manières : par contagion médiate (contagio tuberculeuse) et par hérédité de la graine (heredo tuberculose). Il y a peu de temps, le professeur Johne, de Dresde, vient de publier un cas non douteux de tuberculose congénitale (2).

---

(1) WIENER, mediziniche blaeter (avril 1885).
(2) Faits cliniques expérimentaux pour servir à l'histoire de l'hérédité (1885).

La nécroptie bactériologique de Johne est un argument qui répond sans réplique aux objections qu'on croyait pouvoir faire aux observations si saisissantes de Konig, de Stirnimann, de Butcher, de Brack, de Jessen, de Muller, qui, tout récemment encore, sur des morts-nés de vaches tuberculeuses, avaient montré des lésions pulmonaires microscopiquement tuberculeuses.

Tous ces faits démontrent que la tuberculose congénitale est hors de conteste. On peut aujourd'hui dire la transmission de la tuberculose par la graine démontrée, et quand on parle d'hérédité, accorder au terrain le rôle d'adjuvant (opportunité morbide) pour faire de la graine le déterminisme de la tuberculose.

C'est ainsi que la pathologie parasitaire se charge à la fois de vérifier et d'expliquer ce point de doctrine si nettement affirmé par la médecine ancienne (auquel récemment M. Leudet, de Rouen, un des maîtres de la clinique française, venait apporter l'autorité de son expérience) à savoir que dans la tuberculose des familles, la contagion n'était pas la règle. Si la germination un peu tardive de la graine, tombée par contagion ou par fécondation sur l'organisme infantile est évidemment affaire de terrain.

Grenoble, imp. BREYNAT ET Cie